Katarina Planer

D1721315

Haus- und Wohngemeinschaften

Neue Pflegekonzepte
für innovative Versorgungsformen

Verlag Hans Huber

Katarina Planer. Pflegewissenschaftlerin, MScN, Dipl. Pflegewirtin (FH), Systemische Familientherapeutin, Altenpflegerin (RbP), Sachverständige für Pflege- und Pflegequalitätsmanagement (BDSF) Horn-Bad Meinberg
E-Mail: k.planer@profilberatung.de

Lektorat: Jürgen Georg, Lisa Binse
Herstellung: Daniel Berger
Fotos: Katarina Planer
Titelillustration: pinx. Winterwerb und Partner, Design-Büro, Wiesbaden
Umschlag: Claude Borer, Basel
Satz: Claudia Wild, Konstanz
Druck und buchbinderische Verarbeitung: AZ Druck und Datentechnik GmbH, Kempten
Printed in Germany

Bibliografische Information der Deutschen Nationalbibliothek
Die Deutsche Nationalbibliothek verzeichnet diese Publikation in der Deutschen Nationalbibliografie; detaillierte bibliografische Daten sind im Internet über http://dnb.d-nb.de abrufbar.

Anregungen und Zuschriften bitte an:
Verlag Hans Huber
Lektorat: Pflege
z.Hd.: Jürgen Georg
Länggass-Strasse 76
CH-3000 Bern 9
Tel: 0041 (0)31 300 45 00
Fax: 0041 (0)31 300 45 93
E-Mail: juergen.georg@hanshuber.com
Internet: www.verlag-hanshuber.com

1. Auflage 2010
© 2010 by Verlag Hans Huber, Hogrefe AG, Bern
ISBN 978-3-456-84797-9

Inhaltsverzeichnis

Danksagung

Dieses Buch wäre in dieser Form nicht entstanden, wenn nicht viele Menschen Einfluss darauf genommen hätten.

Marie-Luise Friedemann möchte ich herzlich danken für die Zeit, die sie sich genommen hat, meine Fragen zu beantworten, die ich zu ihrer Theorie und ihrer Anwendung hatte. Die Diskussion und die Fortbildungsinhalte haben mir ein tieferes Verständnis für die Theorie ermöglicht.

Während meiner Tätigkeit als Einrichtungsleiterin für den Caritasverband für die Diözese Osnabrück e. V. habe ich viele Freiheiten genossen. Die Trägerverantwortlichen haben mir Gestaltungsspielräume zugestanden, die es mir ermöglicht haben, vielfältige Erfahrungen in der Organisation einer Pflegeeinrichtung zu sammeln, die sich hier zum Teil wieder finden.

Ein ganz herzlicher Dank gilt den Gästen, der Leitung und den Mitarbeiterinnen der Tagespflege-Einrichtung «Die Tagespflege …, weil Gemeinschaft gut tut» in Rottweil. Hier sind die Fotos für dieses Buch während eines Tages entstanden, der mir deutlich gemacht hat, dass die Idee «Gemeinschaft als Konzept» tragfähig sein kann.

Besonderer Dank gilt auch Monika Maussner, Ute Schmidt, Markus Giesbers und Markus Dierkes für das kritische Lesen des Manuskripts und die fruchtbaren Diskussionen über systemisches Denken und Handeln in der Pflege.

Ohne die Flexibilität und Kreativität, mit der es meine Familie versteht, mit ungewohnten Lebenslagen – wie dem Schreiben eines Buches – umzugehen, wäre es nicht entstanden. Sie alle verstehen es, unkompliziert und Kongruenz fördernd unsere Ziele im Gleichgewicht zu halten. Danke.

Vorwort

Dieses Buch in seiner ursprünglichen Idee hat sich seit 1999 bis heute entwickelt. Die Theorie der familien- und umweltbezogenen Pflege hat mich ab dem zweiten Semester durch das Pflegemanagement-Studium begleitet. Die damals eher zufällige Auseinandersetzung mit Marie-Luise Friedemanns Theorie des systemischen Gleichgewichts hat mir einen neuen Blick auf meine damalige Praxis als Einrichtungsleiterin eines Seniorenpflegezentrums ermöglicht. Viele Situationen meines Arbeitsalltags ließen sich für mich in der Anwendung der Theorie schlüssig erklären und führten dazu, eingefahrene Handlungsweisen zu überdenken und neue auszuprobieren. Im Rahmen einer Diplomarbeit habe ich die wesentlichen Elemente der hier vorliegenden Pflegekonzeption und ihre Begründungen entwickelt. In diesem Zusammenhang lernte ich Marie-Luise Friedemann kennen. Ihre Aufforderung, immer auch für sich und in der eigenen Familie die Theorie des systemischen Gleichgewichtes auszuprobieren und anzuwenden, begleitet mich seitdem. Der «Blick fürs systemische Gleichgewicht» verschafft eine andere Perspektive, ist umfassender und weitreichender. In dieser Theorie zu denken, bedeutet, mehr zu fragen, den anderen zu lassen und mich zu bemühen, Verständnis zu entwickeln – und, möglicherweise erst dann zu handeln.

Dieses Buch soll zeigen, dass sich pflegerisches Denken und Handeln theoretisch begründen lässt. Anhand einzelner Elemente einer Pflegekonzeption soll gezeigt werden, wie sich die Anwendung einer Pflegetheorie auf die Praxis auswirken kann.

Das Buch gliedert sich in drei Bereiche. Kapitel 1 beschreibt Aspekte der derzeitigen Situation der Altenpflege und die damit verbundenen Herausforderungen. Eine systemtheoretisch geleitete Perspektive soll verdeutlichen, dass das tradierte, an Bedürfnistheorien orientierte Pflegeverständnis den Anforderungen der Praxis nicht mehr gerecht wird. Als Alternative wird die systemtheoretisch fundierte Theorie der familien- und umweltbezogenen Pflege von Marie-Luise Friedemann im dritten Kapitel vorgestellt. Das vierte Kapitel dient dem «Herunterbrechen» der Theorie in die Praxis von Hausgemeinschaften. Beschrieben wird die praktische Umsetzung eines familien- und umweltbezogenen Pflegeverständnisses für die fiktiven Hausgemeinschaften St. Magnus in einer Pflegekonzeption anhand von Rollendefinitionen, der Beschreibung des Pflegesystems, des Pflegedokumentationssystems und von Fallbesprechungen. Das Leitbild des Seniorenzentrums St. Magnus basiert auf dem in den 1990er-Jahren von einer Arbeitsgruppe von

Einrichtungsleitungen des Caritasverbandes in der Diözese Osnabrück entwickelten Leitbild, an dessen Entwicklung ich beteiligt war. Die pflegewissenschaftlich interessierten Leser finden die Erklärungen und Begründungen zu den Inhalten der Pflegekonzeption im fünften Kapitel. Entsprechend der Struktur der Pflegekonzeption wird in diesem Kapitel die Transformation der Theorie in die konkrete Lebens- und Arbeitswelt einer Hausgemeinschaft differenziert beschrieben. Eine mögliche Umsetzung der Pflegekonzeption ist von fördernden Rahmenbedingungen abhängig, die in Kapitel 6 detailliert dargestellt werden. Mit einem Ausblick auf die Chancen, die ein neues Denken von Pflege in neuen Versorgungsformen bietet, endet das Buch.

Einige konzeptionelle Aspekte sind praktisch erprobt, einige werden hier als konkrete Idee dargestellt, und warten auf eine Überprüfung in der Praxis. Interessierte Kolleginnen und Kollegen sind herzlich eingeladen, diese Konzeption oder Teile davon für ihre Einrichtung zu übernehmen. Ich würde mich sehr freuen, wenn diese Ideen die Praxis erleben und ich von den erworbenen Erfahrungen und (kritischen) Rückmeldungen lernen kann.

Obwohl der überwiegende Teil der Bewohner und Mitarbeiter weiblich ist, wurde zu Gunsten der besseren Lesbarkeit die männliche Form gewählt.

Geleitwort

Es ist sehr verdienstvoll, für Haus- und Wohngemeinschaften, die bis zum Tod zusammenbleiben wollen, Pflegekonzepte, Pflegehilfen und verlässliche Handreichungen zu entwickeln. Alles das unternimmt Katarina Planer mit dem hier vorgelegten Buch. Natürlich beginnt alles mit dem Wunsch, im Alter nicht allein zu sein. Aber wie finde ich in meiner Familie, in meiner Nachbarschaft, unter meinen Freunden die Menschen, denen ich vertrauen kann und mit denen ich zusammenleben will? Da kann es, um Missverständnissen vorzubeugen, hilfreich sein, sich von Anfang an mit den typischen Altersgebrechen vertraut zu machen. Oft ist es entscheidend, die Ängste über mögliche Erkrankungen rechtzeitig auszusprechen. Erst dann werden sie in ihrer Bedrohlichkeit beherrschbar. Dabei ist es gut, Ratschläge Erfahrener zu kennen. Besser ist, sich praktische Angebote anzusehen, vielleicht sogar mitzuhelfen bei der Pflege alter Menschen.

Ich wünsche mir hier einen Mentalitätswandel: Statt wegzusehen, beginnen wir hinzusehen und dann anzupacken. Keiner komme mir damit, dass das ausschließlich Sache der Profis ist. Die Profis können beraten, unterstützen, aber selber tun, das kann jeder, der seine fünf Sinne beieinander hat und der das Mitfühlen nicht vom Fernsehen verlernt hat.

Ich wünsche dem hier vorgelegten Buch eine gute Verbreitung. Viele sollten sich anregen und ermutigen lassen. Wenn wir in vertrautem Umfeld zusammenbleiben, gelingt uns auch das Alter.

Henning Scherf

Abkürzungsverzeichnis

AEDL	Aktivitäten und existenzielle Erfahrungen des täglichen Lebens
AltPflG	Gesetz über die Berufe in der Altenpflege
ArbeitszeitG	Arbeitszeitgesetz
AVR	Arbeitsvertragsrichtlinien des Deutschen Caritasverbandes
B	Bewohner
BMFSFJ	Bundesministerium für Familie, Senioren, Frauen und Jugend
BMG	Bundesministerium für Gesundheit
Bp	Bezugsperson
DRG	Diagnosis Related Groups
GfB	Geringfügig Beschäftigte
I	Individuation (Prozessdimension n. Friedemann)
JugendschutzG	Jugendschutzgesetz
K	Kohärenz (Prozessdimension n. Friedemann)
KDA	Kuratorium Deutsche Altershilfe
KrPflG	Gesetz über die Berufe in der Krankenpflege
MDK	Medizinischer Dienst der Krankenversicherung
MDS	Medizinischer Dienst des Spitzenverbandes Bund der Krankenkassen e. V.
MutterschutzG	Mutterschutzgesetz
NRW	Nordrhein-Westfalen
PDL	Pflegedienstleitung, verantwortliche Pflegefachkraft nach § 71 SGB XI
PFK	Pflegefachkraft
QPR	Qualitätsprüfrichtlinien
SÄ	Systemänderung (Prozessdimension n. Friedemann)
SE	Systemerhaltung (Prozessdimension n. Friedemann)
SGB V	Fünftes Sozialgesetzbuch: Gesetzliche Krankenversicherung
SGB XI	Elftes Sozialgesetzbuch: Gesetzliche Pflegeversicherung
SGB XII	Zwölftes Sozialgesetzbuch: Sozialhilfe
VDAB	Verband Deutscher Alten- und Behindertenhilfe e. V.
WTG	Wohn- und Teilhabegesetz in Nordrhein-Westfalen

1 Einleitung

Die Definitionen von Hausgemeinschaften, Wohngemeinschaften, Wohnküchen-
modellen oder Wohngruppen in der Altenpflege sind vielfältig und unübersicht-
lich. Sie unterscheiden sich insbesondere in Bezug auf ihre räumliche und rechtliche Verortung sowie auf eine Spezialisierung für Menschen mit Demenz. Eine
eher geringere Verbreitung finden Wohngemeinschaften, die aus privaten Initiati-
ven hervorgehen und sich selbst organisieren. Zunehmend an Bedeutung gewinnen institutionelle Haus- oder Wohngemeinschaften, die sich aus Trägerinitia-
tiven ambulanter oder stationärer Pflegeanbieter oder der Immobilienwirtschaft
entwickeln. Diese Wohnprojekte unterscheiden sich im Wesentlichen durch
rechtliche Kriterien in Bezug auf den Status der Bewohner, Mieter oder Heim-
bewohner (BMFSFJ 2002, 266). Im Bereich der Hausgemeinschaften, in denen
die Bewohner einen Mieterstatus haben, gilt insbesondere für die Anwendung des
Pflegeversicherungsgesetzes (SGB XI) eine freie Wahl des ambulanten Pflegedienstes. In Hausgemeinschaften, die einer stationären Pflegeeinrichtung ange-
schlossen sind, gelten das Heimgesetz bzw. entsprechende Landesregelungen
sowie die Regelungen des SGB XI für die stationäre Pflege. Gemeinsam ist allen
Definitionen, dass sie von einer Bewohnergruppe von zirka 7 bis 12 Personen aus-
gehen, die mindestens tagsüber von einer sogenannten Präsenzkraft betreut wird.

Seit Entwicklung der Haus- und Wohngemeinschaftskonzepte für die Betreuung und Pflege alter, insbesondere demenziell veränderter Menschen durch das
Kuratorium Deutsche Altershilfe (KDA) um die Jahrtausendwende erfährt diese
alternative Versorgungsform Pflegebedürftiger einen regelrechten Boom. Die
demografische Entwicklung und die zunehmende Individualisierung der Gesellschaft mit dem Bedürfnis nach langfristiger Selbstständigkeit auch bei Pflegebedürftigkeit im Alter stellen unsere sozialen Sicherungssysteme vor große Herausforderungen. Innovative, Harmonie suggerierende Konzepte zur Versorgung
gerade auch dementer und schwerstpflegebedürftiger Menschen werden in der
skandalgeprägten Welt der Altenpflege derzeit gerne mehr oder minder unreflektiert übernommen. Bei genauerem Hinsehen ist festzustellen, dass diese Konzepte
durchaus Widersprüche aufweisen und bislang kaum überzeugende Forschungsergebnisse zur diffusen Zielsetzung dieser Wohn- und Betreuungsformen zu fin-

den sind. Die noch fehlenden wissenschaftlichen Erfolgsmeldungen sollten dennoch nicht dazu führen, diese neuen Wohn- und Versorgungsformen rundherum abzulehnen. Eine kritische Würdigung der bisherigen Konzepte kann aber schon heute eine angemessene konzeptionelle Weiterentwicklung bewirken.

Die Dringlichkeit der Anwendung (pflege)theoretischen Wissens für die Entwicklung von Haus- und Wohngemeinschaftskonzepten soll in diesem Buch anhand der Transformation einer Pflegetheorie in die Praxis dargestellt werden. Überfällig sind pflegetheoretisch fundierte Betreuungskonzepte aus zwei Gründen:

1. Eine sinnvolle Überprüfung der Zielerreichung ist nur möglich, wenn sich aus den entwickelten Konzeptionen transparente und schlüssige Ziele ableiten lassen, auf welche die geplanten Interventionen nachweisbaren Einfluss nehmen.
2. Die derzeit im Fokus stehenden Raum- und Organisationsaspekte stellen den Wohn- und Haushaltsaspekt der professionellen Altenhilfe in den Vordergrund und weisen der Pflege eine randständige funktionale Rolle zu. Wenn es sich hier dennoch um ein pflegerisches Setting (ambulant oder stationär) handeln sollte, ist es insbesondere die Aufgabe der Disziplin Pflege, diesem Setting einen konzeptuellen Rahmen zu geben. Zielsetzungen und Handlungsweisen, die sich aus der Anwendung pflegetheoretischen Wissens ergeben, bieten den Pflegenden einen entsprechenden Orientierungsrahmen zur notwendigen Reflexion, ohne die ein professionelles pflegerisches Handeln nicht möglich ist. Erst ein pflegetheoretisch fundiertes Pflege- und Betreuungskonzept als Reflexionsgrundlage verhindert somit eine fortschreitende Deprofessionalisierung der Altenhilfe.

Bei den meisten Haus- und Wohngemeinschaftskonzeptionen fällt ins Auge, dass sie sich in erster Linie mit organisatorischen Aspekten wie Raumkonzept und Ablaufgestaltung des Alltagslebens im Sinne der Haushaltsführung befassen (Böttjer et al. 2003; BMFSFJ 2002, 2004). Ein detailliertes, pflegetheoretisch fundiertes Pflege- und/oder Betreuungskonzept ließ sich in keinem der drei untersuchten Projekte[1] finden. Auch in den Veröffentlichungen des Kuratoriums Deutsche Altershilfe (2003), des Bundesministeriums für Familien, Senioren, Frauen, Jugend (2002) sowie einschlägiger Fachliteratur (Reggentin/Dettbarn-Reggentin 2006; Pawletko 2002) stehen Fragen der baulichen und räumlichen Gestaltung sowie Fragen der funktionalen Organisation des Wohnens und teilweise der Pflegeorganisation im Mittelpunkt.

---

1 Untersucht wurden das Hausgemeinschaftsprojekt in Rablinghausen (Pro Alter 2003, 36: 2, 59–64), das BMFSFJ-Modellprojekt «Altenhilfestrukturen der Zukunft», hier das Projekt: «Implementation von Hausgemeinschaften in eine kleinräumig ausgerichtete Versorgungskette für pflegebedürftige ältere Menschen» in Dießen und das Projekt: Gerontopsychiatrische Wohngemeinschaften – Diakoniezentrum Bethesda e. V. – Eisenberg.

2 Ausgangslage und Herausforderungen

2.1 Demografie

Die demografische Entwicklung im Sinne der dramatischen Alterung der Bevölkerung wird seit etlichen Jahren zunehmend in der Öffentlichkeit diskutiert, und es herrscht Konsens darüber, dass diese Entwicklung sozialpolitische Veränderungen erforderlich macht.

Im Jahr 2007 waren 2,25 Mio. Menschen im Sinne des Pflegeversicherungsgesetzes (SGB XI) pflegebedürftig (Statistisches Bundesamt 2007, 4). 709 000 (32 %) Pflegebedürftige werden in stationären Einrichtungen, 1,53 Mio. (68 %) in der Häuslichkeit versorgt. Mit diesen Zahlen werden die zirka 3 Mio. Menschen mit Pflegebedarf nicht erfasst, die im häuslichen Bereich zwar Hilfe benötigen, aber noch keine Leistungen der Pflegestufe 1 erhalten. In den stationären Einrichtungen leben zirka 45 000 Pflegebedürftige der sogenannten «Pflegestufe 0» (Statistische Ämter 2008, 23).

Das statistische Bundesamt geht davon aus, dass die Zahl der Pflegebedürftigen von 2005 bis ins Jahr 2020 voraussichtlich um 37 %, von 2005 bis ins Jahr 2030 um 58 % ansteigen wird (ebd., 24).

Angenommen, die Verhältnismäßigkeit von ambulant und stationär Gepflegten bliebe gleich, bedeutet dies einen Anstieg von heute 799 000 stationären Pflegeplätzen (Statistisches Bundesamt 2007, 4) auf 1,26 Mio. Plätze für das Jahr 2030, um die dann pflegebedürftig gewordenen Menschen versorgen zu können. Blinkert/Klie gehen sogar davon aus, dass aufgrund rückgängiger familiärer Pflege durch die Zunahme alleine lebender alter Menschen, der Verringerung der Bevölkerungsgruppe der 30- bis 60-Jährigen und der zunehmenden Erwerbsquote insbesondere der 30- bis 50-jährigen Frauen im Jahr 2050 die Zahl der Pflegebedürftigen in stationären Einrichtungen um 250 % gegenüber dem Jahr 2005 ansteigen wird. Im ambulanten Bereich hingegen wäre nur von einer Zunahme von 30 % auszugehen (Blinkert/Klie 2004, 321).

Auch der bereits herrschende Mangel an Pflegefachkräften und der anzunehmende weitere Rückgang professionell Pflegender bei steigendem Bedarf an Pflegefachkräften gebieten dringend, die Strukturen, Konzepte und Schnittstellen zwischen ambulanter und stationärer Versorgung weiterzuentwickeln. Vor diesem Hintergrund ist es notwendig, Versorgungsformen für pflegebedürftige alte Menschen zu konzipieren, die den Familien die Möglichkeit bieten, sich sowohl für die Pflege zu engagieren als auch zum Beispiel erwerbstätig zu sein oder Kinder/ Enkelkinder zu betreuen. Mit Blick auf die berufliche Verweildauer der Mitarbeiter müssen innovative Konzepte sicherstellen, dass Mitarbeiter entsprechend ihrer Qualifikation, Einhaltung gesetzlicher Regelungen (Arbeitsschutzgesetze) und Berücksichtigung ihrer Gesundheit eingesetzt werden, um eine weitere Abwanderung aus dem Arbeitsfeld Pflege zu verhindern.

Wenn es darum geht, informelle «Pflegepotenziale» wie die Pflege durch Angehörige und Ehrenamtliche im Interesse der Pflegebedürftigen zu nutzen, ist die bislang strikte Trennung des ambulanten vom stationären Pflegesektor ungeeignet. Die gewachsenen – nach wie vor eher am Krankenhaus orientierten – Strukturen der Pflegeheime sehen keine Beteiligung der Angehörigen an der Pflege vor. Dadurch geht die möglicherweise weiterhin bestehende Pflegebereitschaft von Angehörigen ungenutzt verloren, sobald der Pflegebedürftige in eine stationäre Pflegeeinrichtung einzieht. Mit einer «Ambulantisierung» stationärer Pflegeeinrichtungen (Blinkert/Klie 2004, 324) können Organisationsformen entwickelt werden, die das dringend benötigte Leistungspotenzial der Angehörigen und Freiwilligen in den Prozess der Versorgung integrieren. Darüber hinaus ist zu erwarten, dass es für die Familiengesundheit förderlich ist, wenn familiale Sorge auch in einer stationären Einrichtung weiterhin praktiziert werden kann.

2.2
Multimorbidität, Hochaltrigkeit und Demenz

Die Einführung der Diagnosis Related Groups (DRG) in den Krankenhäusern führte zu einer Veränderung der Bewohnerstruktur in den Pflegeheimen. Bewohner bzw. alte Menschen werden deutlich eher, aber pflegebedürftiger aus den Krankenhäusern entlassen. Aufgrund des medizinischen Fortschritts ist mit einer Zunahme der Multimorbidität zu rechnen. Im Dritten Altenbericht aus dem Jahr 2001 wird die Berliner Altersstudie zitiert, welche ergab, dass 30 % der mindestens 70-Jährigen an fünf oder mehr Erkrankungen litten (BMFSFJ 2001b, XX). Durch die kürzere Verweildauer in Krankenhäusern und sich entwickelnde therapeutische Möglichkeiten wird die Nachfrage nach Kurzzeitpflege steigen. Es verändert sich aber auch der Anspruch an stationäre Langzeitpflege, was eine Differenzierung des Langzeitpflege-Angebotes zur Folge haben wird.

Eine weitere Herausforderung stellt die stetig wachsende Bevölkerungsgruppe der Menschen mit Demenz dar. Die geschätzte Anzahl dieser Menschen liegt bei

800 000–1 200 000. Demenzielle Erkrankungen werden von 43 % (BMFSFJ 2002, 21) bis zu über 50 % (Weyerer et al. 2005, 21) als ausschlaggebende Ursache für einen Umzug ins Heim angegeben. Sollte es in den kommenden Jahrzehnten keine wesentlichen Entwicklungen in Prävention und Therapie geben, ist davon auszugehen, dass sich die Anzahl dieser Menschen bis 2050 verdoppelt haben wird (KDA 2003, 64). Gerade demenziell veränderte Menschen bilden den größten Anteil der Pflegebedürftigen in stationären Einrichtungen, die Tendenz ist steigend. Die langjährige Anwendung integrativer Konzepte, die Menschen mit Demenz in Wohngruppen eher somatisch Pflegebedürftiger einbeziehen, hat sich in der stationären Langzeitpflege überlebt. Mittlerweile sind mit 60 % (BMG 2007, 8) bis 75 % (Präsident des Landtags NRW 2005, 83) der Bewohner stationärer Pflegeeinrichtungen mehr als die Hälfte demenziell verändert. Erfahrungen zeigen, dass sich Menschen mit Demenz in möglichst homogenen Gruppen in einer Versorgungsform, die ihrem Krankheitsstadium entspricht, am wohlsten fühlen (BMG 2006, 36 ff.).

Mit wachsendem medizinischem und pharmakologischem Fortschritt geht ein Anstieg der Lebenserwartung einher. Derzeit leben in der Bundesrepublik zirka 4 Mio. Menschen, die älter als 80 Jahre sind. 2020 werden es bereits 5,3 Mio. sein und 2050 wird die Bevölkerungsgruppe der über 80-Jährigen 8–10 Mio. Menschen umfassen (Präsident des Landtags NRW 2005, 78). Allerdings steigt mit höherem Alter das Risiko chronischer Erkrankungen und damit auch der Pflegebedürftigkeit (ebd., 75).

Dies bedeutet, dass im Bereich der Langzeitpflege abgestufte und vernetzte Angebote ambulanter, teilstationärer und differenzierte stationäre Pflegeangebote entwickelt werden müssen, um diesen Bedarf adäquat erfüllen zu können.

2.3
Multikulturelle Gesellschaft

Deutschland als Einwanderungsland sieht auch einer wachsenden Gruppe von älter werdenden Migranten entgegen. Ende der 1990er Jahre wurden 570 000 Migranten zwischen 60 und 70 Jahren gezählt, 2030 werden es voraussichtlich 2,3 Mio. sein. «Ausländische Senioren sind damit die prozentual am stärksten wachsende Bevölkerungsgruppe in Deutschland.» (KDA 2003, 137).

Aufgrund der Tatsache, dass Migranten ab 50 Jahren Krankheitsbilder aufweisen, die bei Deutschen erst in deutlich späteren Lebensjahren auftreten, ist auch von einer früher auftretenden Pflegebedürftigkeit auszugehen.

Allerdings leben deutlich mehr Migranten in Zwei- und Drei-Generationen-Haushalten als Deutsche (+12 % in Zwei-Generationen-Haushalten, +4 % in Drei-Generationen-Haushalten) (ebd., 51). Somit ist anzunehmen, dass pflegebedürftige Migranten länger und häufiger in ihrer häuslichen Umgebung durch Angehörige, möglicherweise mit Unterstützung durch ambulante Pflegedienste, gepflegt werden. Im Land Nordrhein-Westfalen wird dennoch davon ausgegangen, dass sich «die Lebensentwürfe der Migranten der zweiten und dritten Generation an hiesige Muster anpassen werden» (Präsident des Landtags NRW 2005, 94). Dies bedeutet, dass auch Familien mit Migrationshintergrund zunehmend institutionelle Pflege in Anspruch nehmen könnten. Auch wenn sich hieraus eine zahlenmäßig größere Anforderung an ambulante Pflegedienste ableiten lässt, bedeutet das für stationäre Pflegeeinrichtungen nicht, dass es keinen konzeptionellen Entwicklungsbedarf gäbe.

Insbesondere das unten beschriebene Konzept der Hausgemeinschaften beinhaltet eine Orientierung des Alltags der Pflegebedürftigen an ihrer bisherigen Lebenswelt und somit Kultur. Eine Integration zum Beispiel von Migranten mit Demenz, deren Lebenswelt sich während ihrer Lebensjahre in Deutschland auch an der Kultur ihres Herkunftslandes orientierte, halte ich für schwierig.

Es bedarf also der Idee, in welcher Weise Migranten mit dem Bedarf professioneller Pflege entsprechend ihrer kulturellen und sprachlichen Gewohnheiten und Bedürfnisse unter Beteiligung ihrer Familien gepflegt werden können. Nicht jede ausländische Familie, zum Beispiel aus der Türkei, entspricht dem Stereotyp einer muslimischen Familie. Vielmehr ist jede ausländische Familie ebenso individuell wie jede deutsche Familie. Allerdings benötigen Pflegende Unterstützung in der gezielten Wahrnehmung ausländischer Familien aufgrund kultureller Besonderheiten, die relevant für die Pflegesituation sein können. Hierbei kann die von Friedemann beschriebene Kulturtransformation (Friedemann/Köhlen 2003, 98 ff.) hilfreich sein, um das Verhalten einzelner Familienmitglieder zu verstehen.

2.4
Berufspolitik

Mit der Münchner Erklärung der Weltgesundheitsorganisation (WHO), Region Europa vom 17. Juni 2000 verpflichten sich die Ministerinnen und Minister der europäischen Mitgliedsstaaten zur Weiterentwicklung der Pflege. Pflegenden soll «eine Schlüsselrolle im Bereich der Gesundheitsförderung, der Prävention und der Stärkung und Entwicklung der gesundheitlichen Ressourcen der Bevölkerung zugewiesen werden» (Auszug aus der Münchner Erklärung der WHO, 2000).

Die Gesundheitsminister der Mitgliedstaaten

«bitten alle einschlägigen Behörden in der Europäischen Region der WHO eindringlich, ihre Maßnahmen zur Stärkung von Pflege- und Hebammenwesen zu beschleunigen, indem sie:

■ sicherstellen, dass Pflegende und Hebammen auf allen Ebenen der Grundsatzarbeit und der Umsetzung von Konzepten zur Entscheidungsfindung beitragen
■ [...]

- nach Möglichkeiten suchen, um in der Gemeinde familienorientierte Pflege- und Hebammenprogramme und -dienste, darunter gegebenenfalls auch für die Familiengesundheitspflege, zu schaffen und zu unterstützen
- die Rolle von Pflegenden und Hebammen in Public Health, Gesundheitsförderung und gemeindenaher Entwicklungsarbeit ausweiten.»
  (Auszug aus der Münchner Erklärung der WHO, 2000)

Zum 1. August 2003 wurden das Gesetz über die Berufe in der Altenpflege (AltPflG) und zum 1. Januar 2004 das novellierte Gesetz über die Berufe in der Krankenpflege (KrPflG) in Kraft gesetzt. Das Altenpflegegesetz formuliert in § 3 (2) Satz 1 in Verbindung mit Satz 10: «Die Ausbildung in der Altenpflege soll die Kenntnisse, Fähigkeiten und Fertigkeiten vermitteln, die zur selbstständigen und eigenverantwortlichen Pflege einschließlich Beratung, Begleitung und Betreuung alter Menschen erforderlich sind. Dies umfasst insbesondere: [...] die Anregung und Begleitung von Familien- und Nachbarschaftshilfe und die Beratung pflegender Angehöriger.»

Das Krankenpflegegesetz berücksichtigt den Aspekt in differenzierterer Formulierung in § 3 (1) und (2):

«(1) Die Ausbildung [...] soll entsprechend dem allgemein anerkannten Stand pflegewissenschaftlicher, medizinischer und weiterer bezugswissenschaftlicher Erkenntnisse fachliche, personale, soziale und methodische Kompetenzen zur verantwortlichen Mitwirkung insbesondere bei der Heilung, Erkennung und Verhütung von Krankheiten vermitteln. Die Pflege [...] ist dabei unter Einbeziehung präventiver, rehabilitativer und palliativer Maßnahmen auf die Wiedererlangung, Verbesserung, Erhaltung und Förderung der physischen und psychischen Gesundheit der zu pflegenden Menschen auszurichten. Dabei sind die unterschiedlichen Pflege- und Lebenssituationen sowie Lebensphasen und die Selbstständigkeit und Selbstbestimmung der Menschen zu berücksichtigen (Ausbildungsziel).
(2) Die Ausbildung für die Pflege nach Absatz 1 soll insbesondere dazu befähigen:
1. die folgenden Aufgaben eigenverantwortlich auszuführen:
[...]
Beratung, Anleitung und Unterstützung von zu pflegenden Menschen und ihrer Bezugspersonen in der individuellen Auseinandersetzung mit Gesundheit und Krankheit,
[...].»

Aufgrund der jetzt gesetzlich festgeschriebenen Ausbildungsinhalte werden Pflegende durch ihre Ausbildung in die Lage versetzt, Pflegebedürftige und ihre Familien eigenverantwortlich zu pflegen.

Durch das Urteil des Bundesverfassungsgerichts vom 24. Oktober 2002 (Az: 2 BvF 1/01) wird festgestellt, dass «der Beruf der Altenpflegerin und des Altenpflegers, anders als der Beruf des Altenpflegehelfers und der Altenpflegehelferin, ein ‹anderer Heilberuf› ist, und das Altenpflegegesetz regelt die Zulassung zu ihm.»

Zur Definition wird in der Urteilsbegründung die Definition von «Heilkunde» im Heilpraktikergesetz angeführt. «Ausübung der Heilkunde im Sinne dieses Gesetzes ist jede berufs- oder gewerbsmäßig vorgenommene Tätigkeit zur Feststellung, Heilung oder Linderung von Krankheiten, Leiden oder Körperschäden bei Menschen, auch wenn sie im Dienste von anderen ausgeübt werden.»

Die Forderung der WHO, dass Pflegende Beiträge zu «Grundsatzarbeit auf allen Ebenen und [zur] Umsetzung von Konzepten zur Entscheidungsfindung» leisten, findet ihren Niederschlag auf der institutionellen Ebene in den Gemeinsamen Grundsätzen und Maßstäben zur Qualität, in denen von den Einrichtungen u. a. ein schriftliches, dem allgemeinen Stand der pflegewissenschaftlichen Erkenntnisse entsprechendes Pflegekonzept und die schriftliche Darstellung des Beratungsangebots eingefordert wird (Gemeinsame Grundsätze und Maßstäbe zur Qualität und Qualitätssicherung vom 7. März 1996, 3.2.1; 3.2.2.1).

Somit sind die verantwortlichen Pflegefachkräfte berechtigt, aber auch gefordert, Konzeptionen zu entwickeln und umzusetzen, die deutlich machen, dass sie die Eigenverantwortlichkeit wahrnehmen und berücksichtigen, dass Menschen als Subsystem von Familien zu verstehen sind.

Eine stärkere Vernetzung des bestehenden Leistungsspektrums zwischen ambulanten, teilstationären und stationären Versorgungsformen ist hier somit geboten. Leider werden derzeit eher Energien aufgewendet, Einrichtungen mit dem gleichen Leistungsspektrum überregional zu verbinden, in dem die Managementebenen der Einrichtungsleitung und Pflegedienstleitung zentralisiert werden. Zur besseren Steuerung der so entstandenen Verbünde mehrerer stationärer Einrichtungen sind Geschäftsführer bemüht, die Einrichtungen «gleichzuschalten». Sinnvoller wäre es, spezifische, regionale und damit wohnortnahe, aufeinander abgestimmte Wohn- und Versorgungsangebote zu entwickeln, die den unterschiedlichen Pflegesituationen und damit Bedürfnissen der alten Menschen, aber auch den Bedürfnissen Pflegender entsprechen.

Neue Wohnformen bedürfen neuer Konzepte. Bislang scheinen diese Konzepte eher struktureller Natur zu sein, eine pflegerisch-inhaltliche Konzeption, welche die Familien in die Pflege integriert, ist aufgrund der oben genannten demografischen Aspekte unverzichtbar.

2.5
Gesetzliche Veränderungen

Seit der Föderalismusreform 2006 liegt die Gestaltung des bisherigen bundesweit gültigen Heimgesetzes in dem Verantwortungsbereich der Länder. Mittlerweile haben die Bundesländer Baden-Württemberg, Bayern, Nordrhein-Westfalen, Schleswig-Holstein und das Saarland gesetzliche Regelungen auf Landesebene getroffen. In zahlreichen weiteren Ländern befinden sich Entwürfe in entsprechenden Gesetzgebungsverfahren. Den geltenden Landesheimgesetzen und den vorliegenden Entwürfen ist gemein, dass sie versuchen, Regelungen zu treffen, die sowohl ambulante als auch stationäre Hausgemeinschaften ermöglichen. Deutlich wird dies insbesondere in entsprechenden «Experimentierklauseln», die vorsehen, neue Konzepte, die nicht den Vorgaben des Gesetzes entsprechen, in Absprache mit den aufsichtführenden Behörden für einen befristeten Zeitraum auszuprobieren. Allerdings werden erst die Praxis und die Rechtsprechung zeigen, inwiefern diese Gesetze geeignet sind, Bewohner in neuen Wohnformen als Verbraucher zu schützen und dennoch Regelungen zu treffen, die innovative Konzepte ermöglichen. Die damit zunehmend verschwimmenden Grenzen zwischen stationären und ambulanten Versorgungsformen ermöglichen die Umsetzung neuer Ideen. Die vorliegende Konzeption versteht sich auch nicht an eine Versorgungsform gebunden. Es ist vorstellbar, dass sich ein ambulanter Pflegedienst, der eine eigenständige Hausgemeinschaft betreut, ebenso eine familien- und umweltbezogene Pflegekonzeption auf die Fahne schreibt, wie stationäre Pflegeeinrichtungen für Menschen mit speziellem Pflegebedarf.

2.6
Neue Wohnformen

Diese hier dargestellten unterschiedlichen Faktoren nehmen Einfluss auf die bestehenden Einrichtungen. *Das* Altenpflegeheim wird es zukünftig nicht mehr geben können, wenn wir an einer den Bedürfnissen der Betroffenen orientierten Pflege interessiert sind. Möglicherweise entwickeln sich Abteilungen in Einrichtungen für Menschen mit speziellen Erkrankungen in verschiedenen Lebens-/ (Krankheits-)phasen mit unterschiedlichem Leistungsspektrum. Dabei ist davon auszugehen, dass in allen Einrichtungen Menschen leben werden, die zu einem eigenständigen Leben nicht mehr in der Lage sind, d. h. sie wären von sozialer Isolation bedroht, wenn nicht Pflegekonzeptionen diese Gefährdung einbeziehen und durch die Gestaltung der Pflegesituation (Einbeziehung von Familie und Bezugspersonen) zu verhindern suchen.

Die Intention des KDA wird auch in der Definition von Hausgemeinschaften deutlich:

«Hausgemeinschaften stehen für eine Abkehr vom institutionalisierten, vordergründig auf Pflegequalität ausgerichteten Modell und für eine Hinwendung zu einem an mehr Lebensqualität orientierten Normalitätsprinzip. Zugunsten einer weitgehenden Autarkie in Einzelhaushalten mit maximal acht Personen und einer dezentralisierten Hauswirtschaft sind hier alle heimtypischen zentralen Versorgungseinrichtungen und Entsorgungseinrichtungen bzw. -dienste [...] abgeschafft. So genannte Präsenzkräfte (Hauswirtschafterinnen) übernehmen die Funktion von Alltagsmanagern und beziehen dabei Angehörige mit ein. In Hausgemeinschaften sind deshalb Hierarchien und institutionalisierte Einrichtungen und

? Dienste weitgehend abgebaut. Normalität, Vertrautheit und Geborgenheit bestimmen den Alltag. So entsteht vielfach für pflegebedürftige – und insbesondere auch
für desorientierte – Bewohnerinnen und Bewohner mehr Lebensqualität [...].»
(BMFSFJ 2002, 265)

Es entsteht hier allerdings der Eindruck, als hätten pflegebedürftige Menschen in
erster Linie einen speziellen Wohnbedarf und möglicherweise nur am Rande
auch einen Pflegebedarf. Diese Definition suggeriert, dass die Lebensqualität im
Wesentlichen von der räumlichen Gestaltung sowie der Organisation des Alltags
abhängig sei.

2.6.1
Normalitätsprinzip

Kritikwürdig stellt sich das Prinzip der «Normalität» oder «des normalen Alltags»
(«es ist normal, so zu wohnen wie Nichtbehinderte oder Nichtkranke auch»,
Reggentin/Dettbarn-Reggentin 2006, 15) ohnehin dar. Wie die Beschreibung der
Sinus-Milieus[2] deutlich macht, gibt es weder im Bereich des Wohnens noch in
anderen Lebensbereichen das «Normale». Konzeptionell wäre es notwendig,
das Verständnis von Normalität und Alltag differenziert zu beschreiben (BMG
2007, 32).

2.6.2
Selbstbestimmung und Unabhängigkeit

Es scheint sinnvoll, die Werte der Selbstbestimmung und Unabhängigkeit im Hinblick auf ihre Reichweite in einer komplexen Umwelt zu unterscheiden. Wir gehen
grundsätzlich davon aus, dass es zutiefst menschlich ist, eigene Entscheidungen zu
treffen. Auch in der Pflege von Menschen mit Demenz ist davon auszugehen, «dass
jedes Verhalten eine Bedeutung hat» (BMG 2007, 87). «Die älteren Menschen

---

2 «Herr Ortmann und Herr Urban sind beide Mitte 40, verheiratet, mit Kindern, und beziehen
als leitende Angestellte beide ein gehobenes Einkommen. Sie leben in identisch geschnittenen
Wohnungen, wie es der Zufall will, in einem Frankfurter Appartementhaus. Sie zählen zur
selben Zielgruppe. Bis man genauer hinsieht… Beispielsweise lesen sie nicht dieselben bunt
bedruckten Seiten: Auf Ortmanns Couch-Tisch liegen, säuberlich gestapelt Auto, Motor und
Sport, PC-Welt, Cosmopolitan und Stern; bei Urbans liegen Öko-Test, Schöner Wohnen,
Essen & Trinken herum, und Geo und Die Zeit. Und wenn er nicht arbeitet, nimmt Ortmann
den Filius mit ins Waldstadion und hinterher zu McDonald's. Er tritt zum Tennis an und
glänzt im Fitness-Studio. Dagegen liest Urban Belletristik, hört Jazz und zelebriert seinen
Espresso. Und seinem Sohn überlässt er weitgehend, was der in seiner Freizeit tun möchte.
[…]Eine demografische Kategorie, aber zwei Lebenswelten, zwei Milieus. So weicht die
Wirklichkeit ab von dem Bilde, das wir von ihr haben.» http://www.sinus-sociovision.de/
2/2-3.htm vom 13. Mai 2007

möchten und sollen hier selbstbestimmt leben, können aber oftmals kaum ausdrücken, was und wie sie gerne selbst etwas bestimmen würden.» (ebd., 133).

Rund 75 % der von Kremer-Preiß/Narten untersuchten betreuten Wohngruppen richteten ihr Angebot an Menschen mit Demenz, 51 % der dort lebenden Bewohner sind ständig desorientiert, 90 % haben wenigstens einen erheblichen Pflegebedarf im Sinne des § 15 SGB XI, zwei Drittel der Pflegebedürftigen gelten als schwer- und schwerstpflegebedürftig (Stufe 2 und 3) (Kremer-Preiß/Narten 2004, 42, 44 f.).

Steigender Pflegebedarf, häufig aufgrund demenzieller Veränderungen, stellt für viele Menschen die Ursache für die Aufgabe des eigenen Haushalts dar. Der Umzug in eine Wohngruppe und das Leben in einer Gemeinschaft geht dadurch zwangsläufig mit der Aufgabe der bisherigen Unabhängigkeit einher. Unstrittig ist, dass trotz des Gemeinschaftslebens (und möglicherweise eines demenziellen Prozesses) Selbstbestimmtheit in höchst möglichem Maß sichergestellt werden muss. Mit Blick auf die KDA-Definition der Hausgemeinschaften stellt sich allerdings die Frage, ob die überwundene Institutionalisierung des Alltagsgeschehens im Bereich der Ernährung und Hauswirtschaft nicht durch eine neue Alternativlosigkeit abgelöst wird. Was geschieht, wenn sich ein Teil der Bewohner entschließt, sich nicht an der Hausarbeit zu beteiligen? Die versteckte Normierung hinter dem Schlüsselbegriff «Normalitätsprinzip» ist kritisch zu überdenken. Im Sinne einer individuellen Pflegesituation kann es nicht richtig sein, die Lebensqualität an dem Maß der Möglichkeit zu messen, sich an der Haushaltsführung beteiligen zu können.

Aufgrund vorgegebener Organisationsstrukturen, wie zum Beispiel die gemeinsame Haushaltsführung, angeleitet durch die Präsenzkraft im Sinne eines «normalen Alltags» oder das Leben in der Wohnküche, werden die «Themen», in denen Selbstbestimmung möglich ist, vorgegeben. Bedeutsamer scheint es mir aber vielmehr, die gelingende Gestaltung sozialer Beziehungen in den Mittelpunkt einer menschlichen Pflege[3] (vgl. Brandenburg 2004, 69; BMG 2007, 33) zu stellen.

2.6.3
Familienorientierung

Das Leitbild «Familie» spielt in zweierlei Hinsicht eine zentrale Rolle in Haus- und Wohngemeinschaftskonzepten. Die überwiegende Anzahl der Quellen verweist auf das gewünschte «familiale Klima» (Knaus 2005, 10), «als Ziel die familienähnliche Struktur» (Pawletko 2002, 15), die «familiäre Atmosphäre» (BMFSFJ ›

---

3 «Der Mensch wird wieder als Mensch mit dem Menschen und mit anderen Wesen erkannt, der ein gemeinsames In-der-Welt-Sein kultiviert. Aus diesem Erleben kann das volle Dasein als Mensch erfahren werden, der sich kontextuell und geschichtlich vergegenwärtigt.» (Schwerdt, 1998, 426).

2002, 266), die «Schaffung familienähnlichen Gemeinschaftslebens» (Großjohann et al. 2002, 123), «familienähnliche Gemeinschaften, die generationell gemischt zusammengesetzt sind» (Reggentin/Dettbarn-Reggentin 2006, 51) oder «familienähnliche Wohn- und Lebensform» (BMFSFJ 2004). Parallel wird die Einbeziehung der Angehörigen in die Betreuung und Versorgung der Pflegebedürftigen als erwünscht beschrieben (Kremer-Preiß/Narten 2004, 56; Reggentin/Dettbarn-Reggentin 2006, 127; BMFSFJ 2002, 265; Böttjer et al. 2003, 62; Engels/Pfeuffer in Schneekloth et al. 2009, 233 ff.). Widersprüchlich mutet dann die Kritik am Auftreten der Mitarbeiterinnen im Sinne einer «Hausherrenmentalität» in Wohngemeinschaften an. Die Mitarbeiter mit einer hohen Identifikation mit «ihrer» Wohngemeinschaft sollen mittels Supervision daran erinnert werden, dass sie ihre Rolle als Dienstleister einzunehmen haben und sich als Gast in den Räumen der Bewohner bewegen (Kremer-Preiß/Narten 2004, 84 f.).

Unterschiedliche Studienergebnisse in Bezug auf die Quantität und Qualität der Zusammenarbeit von Angehörigen und Pflegenden (Weyerer et al. 2005, 93; Kremer-Preiß/Narten 2004, 85; Reggentin/Dettbarn-Reggentin 2006, 118) und die offensichtlich völlig undefinierten Rollen lassen die Vermutung zu, dass die Angehörigenarbeit unterschiedlich oder gar nicht konzipiert ist. Konkrete Hinweise darauf gibt die Studie von Reggentin/Dettbarn-Reggentin, welche die gestiegenen Belastungen der Mitarbeiterinnen aufgrund widersprüchlicher Pflegeziele aufzeigt (Reggentin/Dettbarn-Reggentin 2006, 118). Engels/Pfeuffer beschreiben das Bedürfnis der Angehörigen nach mehr Kommunikation mit den Mitarbeitern (Engels/Pfeuffer in Schneekloth et al. 2009, 264).

In keinem Konzept findet sich eine Argumentation, Konkretisierung oder Operationalisierung der Angehörigenarbeit. Erst die Literatur anderer Disziplinen weist auf wissenschaftlich-theoretische Modelle hin, deren Anwendung einerseits die Komplexität dieses Themas, dadurch aber auch dessen Brisanz in erschütternder Weise deutlich werden lässt. Buchholz macht deutlich, welche Bedeutung familientherapeutisches Basiswissen für Altenpflegekräfte haben könnte, wenn Erklärungsansätze innerfamiliärer Konflikte dazu führen, nicht ohne Wissen und Wollen in eben diese verwickelt zu werden (Buchholz 2000). Wright und Leahey erschließen und operationalisieren Methoden der Familientherapie für Pflegende (Wright/Leahey 2009).

Über die nicht selten entstehende Konkurrenzsituation und interaktive Dynamik zwischen «professionell» Pflegenden und Familienangehörigen wird konzeptionell nicht nachgedacht – die heile Welt der familiären Idylle schwebt wie ein Mythos über den Hausgemeinschaften. Rollenklärung und Reflexion der sozialen Prozesse scheinen nicht notwendig.

Der Umzug in eine Pflegeeinrichtung bedeutet für die gesamte betroffene Familie eine Lebenskrise, die von den Familien als «schwierigste Entscheidung im Verlauf der pflegerischen Versorgung» beschrieben wird (Planer 2008, 51). Dem Betroffenen werden häufig die körperlichen und geistigen Einschränkungen und die damit verbundene Abhängigkeit bewusst. Angehörige entwickeln Schuldgefühle und ein schlechtes Gewissen, weil sie die Pflege nicht selbst leisten. Nicht selten werden diese negativen Empfindungen, die mit dem Einzug für Angehörige verbunden sind, durch das urteilende Verhalten Außenstehender verstärkt. Mit dem Aufenthalt alter Menschen in einer Pflegeeinrichtung sind für Familien weitere Krisen im Zusammenhang mit der Verschlechterung des Gesundheitszustandes und dem Sterben des Angehörigen absehbar. Der Einzug in eine Pflegeeinrichtung ist eine Risikosituation, auf die viele Betroffene mit verschiedenen physischen und psychischen Symptomen reagieren.[4] Besondere Beachtung findet diese Tatsache in der heutigen Pflegepraxis der meisten Institutionen nicht.

Schnepp stellt fest, dass das «Konzept der Angehörigenpflege durch seine Konzeptionslosigkeit gekennzeichnet ist» (Schnepp 2002, 7). Im Enquête-Bericht des Landes NRW wird konstatiert: «In vielen Einrichtungen stützt sich Angehörigenarbeit selten auf eine fundierte konzeptionelle Grundlage, sondern beruht vielmehr auf einer Ansammlung verschiedener Angebote, die zum Teil nicht einmal schriftlich fixiert sind.» (Präsident des Landtags Nordrhein-Westfalen 2005, 181). Bestätigt wird dies durch eine Studie des Institutes für Sozialforschung und Gesellschaftspolitik e. V. und der Fachhochschule Köln aus dem Jahr 1996, aus der hervorgeht, dass 72,5 % der Einrichtungen über kein Konzept zur Kooperation mit Angehörigen verfügen (KDA 2000, 89). Der gleichen Studie ist zu entnehmen, welche Bedeutung Angehörige für Bewohner von Einrichtungen haben. Befragte Angehörige äußerten den Wunsch, einen kontinuierlichen Ansprechpartner bei den Mitarbeitern der Einrichtung haben zu wollen, mit dem sie sich, neben der Weitergabe von Informationen, über das Vorgehen in der Pflegesituation austauschen können und Unterstützung in der eigenen Situation erwarten (KDA 2000, 45). Für die Bewohner ist die Integrierbarkeit der Pflegenden in ihre Lebenswelt (zu der auch die Familie gehört) aufgrund einer kontinuierlichen Pflegebeziehung der Aspekt guter Pflege (ebd., 43).

Obwohl die Kontakte zu Angehörigen von Mitarbeitern häufig als angespannt und konfliktbeladen bezeichnet werden, geschieht die Interaktion zwischen Angehörigen und Pflegenden eher zufällig und vor allem unter Zeitdruck (vgl. Engels/Pfeuffer in Schneekloth et al. 2009, 263 ff.). Ihr Erfolg ist somit im Wesentlichen vom aktuellen Kontext der Situation und der Kompetenz der beteiligten Mitarbeiter abhängig. Unstimmigkeiten im Team der Pflegeinstitution verstärken diese missliche Lage.

Die Forderung nach einer eigenen Konzeption zur Angehörigenarbeit neben der Pflegekonzeption birgt Schwierigkeiten. Strukturell ist in der Praxis meist die Mitarbeiterin des Sozialen Dienstes damit beauftragt, ein solches Konzept zu entwickeln und die Kontakte zu den Angehörigen aufrechtzuerhalten und zu pflegen. Diese Fragmentierung der Familie in den Bewohner und seine Angehörigen

---

4 «Nach Grond siedeln 60 % der Älteren gegen ihren Willen ins Heim über. Ein Drittel der unfreiwillig Eingewiesenen reagiert mit Verwirrtheit. Ebenso wird eine erhöhte Mortalitätsrate in dieser Phase beobachtet.» (KDA, 2000, 29).

wird der Ganzheit einer Familie nicht gerecht, und Informationen fließen nur umständlich. Somit ist die Familie in die soziale, möglicherweise auch finanzielle Versorgung einbezogen, aber strukturell aus der übrigen Pflege ausgegrenzt, was zu den oben beschriebenen Konflikten und einer Distanz zu den pflegenden Angehörigen führen kann. Dies verdeutlicht, dass Pflegende einen theoretischen Hintergrund benötigen, der es ihnen ermöglicht, ein Pflegeverständnis zu entwickeln, das die Angehörigen der Bewohner als einen die Gesundheit beeinflussenden Faktor wahrnimmt. Eine Pflege nach dem systemischen Gleichgewicht, die die Familie und Umwelt mit einbezieht, hat für die Einrichtungen demnach zur Konsequenz, dass der Soziale Dienst als eigenständiger Bereich nicht zielführend ist und diese Tätigkeiten von Pflegenden zu übernehmen sind, wie dies auch den Inhalten der bisherigen Altenpflegeausbildung entsprach. Somit ist nicht die Entwicklung eigenständiger Konzeptionen zur Angehörigenarbeit notwendig, sondern es bedarf der Implementierung eines pflegerischen Verständnisses und Konzeptes in den Einrichtungen, welche Bedeutung Familien in der stationären Pflege haben, welche Rollen einzelne Angehörige übernehmen können und wie eine familien- und umweltbezogene Pflege realisiert werden kann.

2.7
Systemtheoretische Perspektive

Mit Hilfe des ökosystemischen Ansatzes von Bronfenbrenner (Bronfenbrenner 1981, in Bubolz-Lutz 2006, 46) möchte ich versuchen, die Situation eines Pflegebedürftigen und seiner Familie im Hinblick auf das Thema Pflegebedürftigkeit zu beleuchten. Bronfenbrenner strukturiert die gesamte materielle und soziale Umwelt eines Menschen innerhalb eines «Chronosystems» in Mikro-, Meso-, Exo- und Makrosysteme. Geeignet scheint mir dieses Modell, da es die Komplexität der Theorie geschlossener Systeme (Maturana in Simon 2006, 33; und in Schülein/Brunner 1994, 105) in einer Weise reduziert und operationalisiert, die eine Anwendung auf das Thema Pflegebedürftigkeit vermutlich nachvollziehbar strukturiert, und es den Aspekt ‹Zeit› berücksichtigt (vgl. Luhmann/Baecker 2006, 195 ff.).

Mikrosystem
Ein zentrales Thema der Altenpflege in Deutschland stellt derzeit die Diskussion um unabhängige, ambulante Wohn(-gemeinschafts-)projekte, den selbstbestimmten Einsatz von Leistungen der Sozialversicherung als «Pflegebudget» und die individuelle Beratung bei Pflegebedürftigkeit mittels eines «Case-Managers» (§ 7a SGB XI) dar. Allen diesen Überlegungen liegt die Annahme zu Grunde, dass der einzelne (versicherte) Pflegebedürftige als quasi kleinste Systemeinheit autonome Entscheidungen treffen kann. Als lebendes System (Maturana 1978 in Simon 2006, 36) bildet der Mensch die kleinste Systemeinheit, die im Mittelpunkt

des medizinisch-naturwissenschaftlichen Interesses steht. Im Fokus des sozial-pflegewissenschaftlichen Interesses stehen das soziale System der Dyade der pflegebedürftigen Person und deren Pflegeperson. Dem Zustand der Pflegebedürftigkeit ist eine Abhängigkeit von der Unterstützung durch eine andere Person immanent. Die Erfüllung von Pflegebedürfnissen impliziert immer die Existenz eines sozialen Systems, wenigstens als dyadisches Mikrosystem in der pflegerischen Interaktion.

Zahlreiche Studien beschreiben die Rolle der Hauptpflegeperson (BMFSFJ 2002, 195; Diözesan-Caritasverband für das Erzbistum Köln e. V. 2003, 19), mit der der Pflegebedürftige in einer dyadischen Beziehung interagiert und insbesondere im Kontext der Thematik «Pflegebedarf» Kommunikation und Interaktion stattfindet, deren Wechselwirkung und Zirkularität von den Gedanken und Vorstellungen der Beteiligten als Komponente ihres psychischen Systems (Schülein/ Brunner 1994, 116; Luhmann 1984, 16) abhängig ist. Es besteht (oder entsteht) ein autopoietisches System[5], dessen Handlungsmuster im Verlauf der Zeit Pflegebedarf und Pflegeerfordernisse integrieren und die Systemstrukturen der Situation anpassen. Dem System gelingt es durch Handlung, die durch den entstandene Pflegebedarf ausgelöste Entropie (Unordnung) in ein Gleichgewicht (Homöostase) zu bringen. Ob die Homöostase durch den Einzug des Pflegebedürftigen in eine Hausgemeinschaft, ein Pflegeheim oder die Pflege zu Hause erzielt werden kann, ist von der Individualität des Systems abhängig.

Eine Entscheidung für oder gegen den Einzug in eine Hausgemeinschaft wird in diesem System von den Beteiligten aufgrund ihrer persönlichen Erwartungen, Vorstellungen und Werte, die sich im Laufe der eigenen Biografie (Zeit) und der Pflegesituation entwickelt haben, verhandelt werden. Diesen interaktiven Prozess können die anderen Systemebenen beeinflussen, die durch entsprechende Impulse den Prozess neu anstoßen oder in eine andere Richtung bringen könnten, sofern diese Impulse aufgenommen werden (zum Beispiel Information und Beratung, Bewertungen durch Außenstehende, Veränderungen anderer sozialer Beziehungen aufgrund der Pflegesituation).

Mesosystem

Zur Mesoebene sind weitere Pflegepersonen bzw. Familienangehörige oder Personen des engeren sozialen Netzes des Pflegebedürftigen zu rechnen. Unterschieden werden bei den über 75-Jährigen vier Typen von sozialen Netzwerken: Angehörigen-Netzwerk (22 %), familienintensives Netzwerk (8 %), auf Freunde zentriertes Netzwerk (28 %) und Netzwerke mit diffusen Beziehungen (42 %). Die Hilfeleistungen waren innerhalb des Angehörigen-Netzwerkes am höchsten, gefolgt vom Netzwerk mit diffusen Bindungen und auf Freunde zentrierten Netzwerk (Litwin und Landau 2000 in BMFSFJ 2002, 208).

---

5 Autopoiese: Prozess der Selbsterschaffung und Erhaltung eines Systems

Einzelne Personen des Netzwerkes können ebenfalls zeitweise ein Mikrosystem mit der pflegebedürftigen Person bilden – insbesondere, wenn sie in die sozial-pflegerische Leistungserbringung für den Pflegebedürftigen eingebunden sind. Wiederum bilden jeweils zwei Personen des Mesosystems auch Mikrosysteme, deren Sinn und Struktur u. a. darauf ausgerichtet sein kann, die Pflegesituation zu ermöglichen (z. B. Übernahme des Haushalts und Kinderversorgung durch den Ehemann, dessen Ehefrau ihre/seine Mutter pflegt). Das Mesosystem «Familie» umfasst zunehmend mehrere Generationen (sog. Bohnenstangenfamilien), womit das System über einen längeren Zeitraum der erinnerbaren und erlebten Vergangenheit (die das gegenwärtige Denken und Handeln prägt und beeinflusst) verfügt, die zu einem Teil der innersystemischen Dynamik beiträgt.

Die Durchlässigkeit und Flexibilität zwischen Mikro- und Mesosystem ist familiär individuell, die Zirkularität zwischen den stetig wechselnden Kombinationen der Subsysteme hoch.

Als autopoietisches System findet eine Familie oder ein soziales Netzwerk auch bei Eintritt von Pflegebedürftigkeit eines der Systemmitglieder zu einer neuen Ordnung der Strukturen (Rollen, Verantwortlichkeiten) und der Handlungen (Aufgaben innerhalb des Systems). Inwiefern die neu entstandenen Rollen und Verhaltensmuster sowie Aufgabenteilungen von den einzelnen Beteiligten als passend, angenehm oder erträglich bewertet werden, ist unabhängig von der Tatsache, dass sich das System wandelt und aufgrund der eingetretenen Veränderungen neu konstruiert.

Systemtheoretisch wird also das Mikrosystem in Wechselwirkung mit dem Mesosystem eine Entscheidung darüber treffen, in welcher Weise die Versorgung eines Pflegebedürftigen zu realisieren sei.

Insbesondere Familien als geschlossene soziale Systeme stellen für das einzelne Familienmitglied eine starke, weil auf Lebenslänglichkeit angelegte Abgrenzung vor der überfordernden Komplexität der Umwelt (Arbeit, Schule, Politik, Weltgeschehen, Verkehr, Öffentlichkeit, usw.) dar. Aufgrund dieser Besonderheit von Familien gegenüber anderen sozialen Systemen ist es verständlich, dass in unserer Gesellschaft den Familien insbesondere die Erziehung und Pflege von Kindern und pflegebedürftigen Angehörigen (als Familienpflicht z. B. im Arbeitsrecht) vorbehalten ist, darüber hinaus werden sie zunehmend (Lebenspartnerschaftsgesetz, Elternunterhalt) zu wechselseitigem Lebensunterhalt verpflichtet. Die Anerkennung der Systemgrenzen des Mesosystems Familie werden mit transparenten gesetzlichen Regelungen sowohl von Seiten des Staates demonstriert als auch von Familien gefordert. Pöhlmann/Hofer stellen fest, dass

«insbesondere Familien aus sozioökonomisch schlechter gestellten Familien sich scheuen, offiziellen Stellen eigene Ansprüche vorzutragen, oft aus Angst, die Schwelle zwischen privatem und öffentlichem Bereich zu überschreiten. […] Weitere Gründe dafür, keine professionelle Hilfe in Anspruch zu nehmen, liegen in der Angst vor Einmischung Fremder in Familienangelegenheiten, in dem Wunsch, unabhängig bleiben zu wollen und sich nicht von Fremden bevormunden oder kontrollieren zu lassen» sowie in der «[...] normativen Überzeugung, dass Pflege eine Familienangelegenheit darstelle» (Pöhlmann/Hofer 1997; Fuchs 1999 in BMFSFJ 2002, 204).

Nehmen Familien professionelle Hilfe durch Pflegeeinrichtungen in Anspruch, berichten diese Pflegenden[6], dass sie über kurz oder lang eine große Nähe zum Pflegebedürftigen und den anderen Angehörigen entwickeln und zur «festen Größe» im Mesosystem werden. Die Integration Professioneller ins familiäre System stellt einen Austausch mit der Umwelt dar, der eher zögerlich in Anspruch genommen wird, möglicherweise aber dann vom System akzeptiert wird, wenn sich Professionelle ins System integrieren. Ob und wie dies gelingt, wird wiederum von allen Beteiligten abhängig sein.

Halsig geht davon aus, dass häuslicher Pflege «vielfach kein bewusster Entscheidungsprozess» vorausgegangen ist (Halsig in Geister 2004, 19). Offensichtlich fällt hier – in einem mehr oder minder bewussten und offenen – Aushandlungsprozess innerhalb des geschlossenen, autonomen Systems die Entscheidung für oder gegen den Umzug in eine Hausgemeinschaft, ein Pflegeheim oder eine teilstationäre Versorgungsform.

Exosystem

Das Exosystem (griech. exo = außen) beinhaltet in diesem thematischen Kontext Bedingungen und Institutionen außerhalb des Mesosystems, die dennoch konkreten Einfluss auf die Situation der Pflegebedürftigkeit nehmen. Zwischen Exo- und Mesosystem gibt es weniger Schnittstellen und eher keine persönlichen, emotionalen Bindungen. Die Sinngebung des Exosystems muss nicht mit der Sinngebung des Mesosystems übereinstimmen. Das Beispiel der Einschätzung des notwendigen Pflegesettings im Rahmen der Begutachtung der Pflegebedürftigkeit nach § 14 SGB XI durch die Gutachter des Medizinischen Dienstes der Krankenversicherung (MDK) macht deutlich, dass die Frage, ob stationäre Pflege erforderlich sei, sehr unterschiedlich bewertet werden kann. Das Formulargutachten dient dazu, die erforderliche Pflege und damit die zu beanspruchenden Sach- oder Geldleistungen als wesentliche Ressource zur Sicherstellung der Pflegeleistungen zu ermitteln. Im Rahmen dieses Gutachtens ist durch den Gutachter generell einzuschätzen, ob stationäre Pflege erforderlich sei (Punkt 5.5 Formulargutachten MDS 2006, 102). Zu überprüfen sind Aspekte wie Fehlen einer Pflegeperson, fehlende Pflegebereitschaft möglicher Pflegepersonen, Überforderung von Pflegepersonen, Selbst- oder Fremdgefährdungstendenzen des Pflegebedürftigen und räumliche Gegebenheiten zur Pflege.

Eine Einschätzung der Situation ist nur durch die Bewertung oben genannter Aspekte möglich – hier kann sich eine deutliche Differenz der Beurteilung zwi-

---

6 Eigene Erfahrungen aus der Beratung zweier ambulanter Pflegedienste

schen den Beteiligten des Mesosystems und dem Gutachter als Vertreter des Exosystems ergeben, da die jeweiligen Rollen, Aufgaben, Erwartungen und Erfahrungen in den jeweils anderen Systemen zur Erzeugung eines anderen Sinns (Luhmann 1984, 92 ff.), in dessen Kontext die Pflegesituation bewertet wird, führen können. Unterschiedliche Sinngebungen können sich ebenfalls für Vertreter anderer Institutionen, wie zum Beispiel Mitarbeiter von Pflegediensten, die mit der Durchführung des Beratungsbesuchs nach § 37 (3) ff SGB XI betraut sind, ergeben. Der institutionelle, z. T. gesetzliche Auftrag, mit dem Professionelle sich im Kontext der Einschätzung eines angemessenen Pflegesettings in die Interaktion mit Pflegebedürftigen und Personen und deren sozialen Netzes begeben, scheint durchaus von in Konflikt miteinander stehenden Zielen geprägt zu sein: Leistungsrechtliche Aspekte könnten aufgrund der formellen Strukturen (Gutachten, Kontrolle) Vorrang vor individueller fachlicher Beratung haben. Die Bearbeitung von Anliegen oder gar Aufträgen seitens des Leistungsempfängers oder seines Mesosystems sind strukturell in den Institutionen MDK und im Pflegekontrollbesuch des Exosystems nicht vorgesehen.

Interessant wäre es herauszufinden, ob und welchen Einfluss die Interventionen des Exosystems gegebenenfalls wie auf die Entscheidungen für oder gegen einen Einzug in eine Hausgemeinschaft nehmen. Werden die Kontakte, zum Beispiel bei der Begutachtung des Pflegebedarfs, oder Beratungsbesuche eher als hilfreich oder hinderlich in der Entscheidungsfindung empfunden? In welcher Weise beraten die MitarbeiterInnen von Institutionen des Exosystems, wenn das BMFSFJ feststellt:

> «Hier ist vor allem Beratungskompetenz vonnöten gepaart mit pflegefachlichen und psychologischen Kenntnissen, die die beruflich Pflegenden jedoch häufig nicht mitbringen können. An dieser im SGB XI eingebauten ‹Zwangsschnittstelle› zwischen beruflicher Pflege und dem familialen Pflegearrangement könnte bei guter Kenntnis der Beratenden ein umfassendes Entlastungspotential eingebracht werden.» (BMFSFJ 2002, 257)

Ein weiteres bemerkenswertes Merkmal des Exosystems scheinen mir die eher starren Abgrenzungen der Institutionen dieser Systemebene untereinander aufgrund ihrer unterschiedlichen sozialversicherungsrechtlichen Aufträge und Betriebszwecke, die dazu führen, dass sich die spezialisierten Professionellen um den Klienten dann kümmern, wenn er die jeweilige Institution nutzt. Übergänge und vorausschauende Planungen in einem fragmentierten Versorgungssystem bleiben dem Klienten überlassen. Neben den Brüchen in der Versorgungskontinuität liegt es beim Pflegebedürftigen, zu entscheiden, ob und welches Angebot jetzt nützlich sein könnte, so er überhaupt von dessen Existenz und Erreichbarkeit weiß (BMFSFJ 2002, 257). Eine Beratung, um die richtige Wahl treffen zu können, wird sich bestenfalls erst allmählich im Rahmen des Case-Management-konzeptes (§ 7a SGB XI) etablieren.

Makrosystem

Das Makrosystem stellt das gesamtgesellschaftliche «Theater» dar, auf dessen Bühne die Systeme die Versorgung Pflegebedürftiger in der Bundesrepublik inszenieren. Durch die Gesetzgebung entschiedene demokratisch entwickelte Regelungen zur Finanzierung und Strukturierung des Gesundheits- und Pflegesektors stellen den Subsystemen Exo-, Meso- und Mikrosystem Ressourcen (SGB-XII-Leistungen, Investitionsförderungen, Behörden) zur Verfügung und sehen die Kontrolle der Einhaltung gesellschaftlicher Wertvorstellungen (Grundgesetz und nachrangige Gesetze, wie z. B. Qualitätsprüfungen nach § 37 und § 114 SGB XI) vor.

Unsere Gesellschaft versteht es als ihre formale Aufgabe, für Personen mit Pflegebedarf zu sorgen, was sich in der Einführung der Pflegeversicherung 1995 als fünfte Säule der Sozialversicherung zeigt. Eine konzeptionelle Präferenz des Gesetzes wird an der Prämisse «ambulant vor stationär» deutlich, die sich allerdings nicht in einer Differenzierung der Leistungshöhe widerspiegelt: Die Leistungen der stationären Pflege in Pflegestufe III entsprechen den Sachleistungen der ambulanten Versorgung, in den Pflegestufen I und II liegen sie sogar höher. Im Pflegeweiterentwicklungsgesetz wurde keine Angleichung oder Umkehrung der Leistungshöhe vorgesehen.

Die demografische Entwicklung der bundesdeutschen Bevölkerung wird möglicherweise aus volks- und sozialwirtschaftlichen Gründen ein Interesse des Makrosystems an der Nachvollziehbarkeit und Vorhersagbarkeit der Entscheidung für bestimmte Versorgungsformen bewirken. Die Zahlen des Statistischen Bundesamtes lassen ahnen, welche Anforderungen in den nächsten Jahrzehnten, allein in Bezug auf die Anzahl der pflegebedürftigen Menschen, auf das Gesundheitssystem zukommen werden.

Die politische Entscheidung zur Privatisierung und damit Kommerzialisierung der professionellen Pflege führt zu Systemkonflikten zwischen den Mikro-, Meso- und Exosystemen auf der einen Seite und dem Makrosystem auf der anderen Seite. Die tendenziell gleichgerichtete, bzw. nicht widersprüchliche Zielsetzung der erst genannten drei Systeme, durch professionell erbrachte Leistungen Gewinne erwirtschaften zu können, die in erheblichem Maße aus der Sozialversicherung (SGB V und XI) oder Steuermitteln (SGB XII) stammen und damit von Mesosystemen bereitwilliger ausgegeben werden als private Mittel, können dazu führen, dass stationäre Leistungen die Sozialversicherung und die öffentlichen Haushalte in einer Höhe belasten werden, die zukünftig nicht zu finanzieren ist. Häusliche Pflege bedeutet für pflegende Angehörige oft in zweifacher Hinsicht eine hohe finanzielle Belastung, neben den Kosten für Unterkunft und Verpflegung des Pflegebedürftigen bei z. T. geringen Renten ersetzt das Pflegegeld der Pflegeversicherung zunehmend weniger den Verdienstausfall der pflegenden Hauptperson, insbesondere wenn es sich um eine Rund-um-die-Uhr-Betreuung von Menschen mit Demenz handelt. Das BMFSFJ hat schon 2002 im Vierten Altenbericht festgestellt: «Die Gesellschaft wird diese Entwicklung nur dann finanziell verkraften können, wenn es gelingt, durch informelle Unterstützung der allein stehenden alten Menschen und der pflegenden Angehörigen die Versorgung in der Häuslichkeit möglichst lange fortzusetzen.» (BMFSFJ 2002, 217). Klingholz befürchtet: «So wird sich der Anteil der Pflegebedürftigen, die von Verwandten versorgt werden, bis 2020 von derzeit 70 auf 35 Prozent halbieren.» (Klingholz 2004, 91). Von wachsendem Interesse wird zukünftig die Frage sein, welche Interventionen hilfreich sind, damit Familien pflegebedürftige Angehörige häufiger und länger pflegen als derzeit prognostiziert. Um volks- und sozialwirtschaftlich möglichst effiziente Interventionen entwickeln und fördern zu können, reicht es nicht aus, im linearen Ursache-Wirkungsprinzip zu wissen, welche Faktoren Einfluss auf Entscheidungen für Versorgungsformen haben.

Aufgrund dieser verstrickten Beziehungen ist eine systemtheoretische Perspektive auf die Zusammenhänge von Pflegebedürftigkeit für Lösungsideen zur Bewältigung der Herausforderungen hilfreich. Ein Denken in linearen Zusammenhängen würde der Komplexität des Themas nicht gerecht und Konzeptionen dieses Denkstils würden in der Praxis scheitern.

2.8
Konzeptionelle Anforderungen

Altenpflegeeinrichtungen sind seit Einführung des Pflegeversicherungsgesetzes 1995/1996 verpflichtet, ihre Pflegeleistungen nach dem allgemein anerkannten Stand medizinisch-pflegerischer Erkenntnisse (§ 11 SGB XI) zu erbringen. Die Gemeinsamen Grundsätze und Maßstäbe zur Qualität und Qualitätssicherung (eine Vereinbarung zu § 113 SGB XI) verpflichten die Einrichtungen, «[…] über eine dem allgemeinen Stand der pflegewissenschaftlichen Erkenntnisse entsprechende Pflegekonzeption […] zu verfügen» (Gemeinsame Grundsätze und Maßstäbe zur Qualität und Qualitätssicherung vom 7. März 1996, Kapitel 3.2.2.1).

2.9
Fördernde Prozesspflege

Pflegeeinrichtungen der Altenhilfe beziehen sich in Deutschland annähernd ausschließlich auf Monika Krohwinkels Modell der Fördernden Prozesspflege.

Es ist anzunehmen, dass die meisten Pflege- und Betreuungskonzepte der Haus- oder Wohngemeinschaften implizit Bezug auf Krohwinkels Modell nehmen. Die Idee «Normalität des Lebensalltags […] durch die Qualitätskriterien Selbstständigkeit, Privatheit, Vertrautheit, Geborgenheit und Eigenverantwortlichkeit [zu schaffen]» (Großjohann et al. 2002, 119 f.), weist eine hohe Kompatibilität mit den primären pflegerischen Zielen Krohwinkels (Krohwinkel, 1993,

25) auf. Das als Pflegekonzeption verkannte Modell der «ganzheitlichen» und «aktivierenden» Pflege (Kremer-Preiß/Narten 2004, 48) gibt ebenfalls Hinweise auf ein Verstehen von Pflege im Sinne der Fördernden Prozesspflege, ohne diese zu operationalisieren.

Die Autorin

Monika Krohwinkel studierte als Krankenschwester und Hebamme Pflegewissenschaft in England. Nach ihrer Rückkehr nach Deutschland schrieb sie mit der Durchführung einer ersten von einem Bundesministerium geförderten eigenständigen Pflegestudie in der deutschen Pflegewissenschaft Geschichte. Sie gilt als eine der Wegbereiterinnen der Pflegewissenschaft in Deutschland.

Besondere Würdigung erfuhr ihr Modell der ganzheitlich-rehabilitativen Prozesspflege im Bereich der Altenhilfe durch die Einführung der Pflegeversicherung 1995. In den Gemeinsamen Grundsätzen und Maßstäben zur Qualitätssicherung vom 7. März 1996 wurde vereinbart:

> «3.2.2.1 Pflegekonzeption
> Die vollstationäre Pflegeeinrichtung verfügt über eine dem allgemeinen Stand der pflegewissenschaftlichen Erkenntnisse entsprechende Pflegekonzeption, die auf die Aktivitäten und existenziellen Erfahrungen des täglichen Lebens [AEDL] und die individuelle Situation des Bewohners aufbaut.» (Gemeinsame Grundsätze und Maßstäbe zur Qualitätssicherung vom 7. März 1996, 8).

Mit der Bezugnahme auf die ausschließlich von Krohwinkel formulierten existenziellen Erfahrungen im Rahmen ihres AEDL-Strukturmodells wird über diese Formulierung die Entscheidung der deutschen Altenpflege für das Modell der ganzheitlich-rehabilitativen Prozesspflege von Leistungsträgern und Leistungserbringern konsentiert. Erst in den Qualitätsprüfrichtlinien (QPR) vom 10. November 2005 (MDS 2005a) wird der ausschließliche Bezug auf Krohwinkels Modell fallengelassen. Die dennoch während fast zehnjährige politische Vorgabe führte vermutlich zu der flächendeckenden Übernahme des Modells der Fördernden Prozesspflege in der deutschen Altenpflege. Die kritiklose Übernahme dieses Modells spiegelt die wenig professionalisierte Altenhilfe in Deutschland wider. Weder Pflegepraktiker noch Einrichtungsmanager, Trägervertreter oder Pflegewissenschaftler haben die Eignung des Modells bislang in Frage gestellt. Die fehlende pflegewissenschaftliche Theoriekritik an Krohwinkels Modell lässt gar die These zu, dass bisher gar keine tiefe inhaltliche Auseinandersetzung mit dem Modell stattgefunden hat (Krohwinkel 1998, 140).

Ohne Anspruch auf eine vollständige Theorie- und Methodenkritik (Meleis 1999, 391 ff.) soll hier erklärt werden, welche kritischen Aspekte das Modell für die Altenpflege birgt.

Das Modell der Fördernden Prozesspflege basiert auf der Synthese verschiedener anderer Theorien (Krohwinkel 1998, 135) und den Forschungsergebnissen der Studie von 1987–1991, die 1993 unter dem Titel «Der Pflegeprozess am Beispiel von Apoplexiekranken» veröffentlicht wurde. Die Ziele des Forschungsprojektes waren vielfältig: Erfasst werden sollten die Bedürfnisse/Probleme und Fähigkeiten der Patienten, der persönlichen Bezugspersonen sowie Handlungs-, Wissens- und Wertemuster der beruflich Pflegenden. Die Pflege von Menschen nach einem Schlaganfall in Akutkrankenhäusern stellte das Forschungsfeld dar. Auch der Beitrag der Pflegenden an ganzheitlich-rehabilitativer Prozesspflege in Akutkrankenhäusern und die Übertragbarkeit auf eine Kontrollgruppe (ältere Patienten mit hohem Pflegebedarf im Krankenhaus) wurde untersucht, um Schlüsselkonzepte und konzeptuelle Zusammenhänge des Modells zu erfassen, darzustellen und die Übertragbarkeit zu prüfen (vgl. Krohwinkel 2007, 42 f., 52).

Das Modell wurde in einem institutionellen Rahmen entwickelt und untersucht, dessen Verständnis von Gesundheit und Krankheit alleine schon aufgrund des Betriebszwecks eines Akutkrankenhauses nicht dem heutigen Verständnis von Gesundheit und Krankheit in einem Feld entspricht, das die Perspektive zunehmend auf ein Leben und Wohnen mit Pflegebedarf aufgrund chronischer Erkrankungen richtet. Beeinflusst wurde Krohwinkel vermutlich auch durch das Denken über das Alter in der Zeit ihrer beruflichen Sozialisierung. Diese Zeit wurde deutlich durch die sogenannte Defizittheorie geprägt, die unterschiedliche Modelle hervorbrachte.

«[Das] Defektmodell geht […] mechanisch davon aus, dass der Mensch im Laufe des Alterns immer mehr Defekte aufweist, die bestenfalls ‹repariert› werden können (vgl. Olbrich 1987, 319). Etwas breiter gedacht zeigte sich das *Disuse-Modell*. Dieses nimmt an, dass durch Training und Übung Funktionen erhalten werden können und der drohende Abfall verzögert werden kann. Je geringer der Gebrauch von Funktionen, desto höher der Leistungsabfall im Alter. Beide Modelle sind orientiert an den Verhaltensnormen und Leistungen des mittleren Erwachsenenalters.» (Brandenburg et al. 2010).

Vor diesem Hintergrund ist es umso bemerkenswerter, dass Krohwinkel durch die Betonung der Bedeutung existenzieller Erfahrungen das Verständnis von Pflege im klinischen Kontext erweitert hat.

Durch den institutionellen Auftrag des Krankenhauses, die körperlichen Folgen eines Schlaganfalls zu behandeln und möglichen weiteren vorzubeugen, ist nachvollziehbar, dass wesentliche Studienergebnisse durch die Codierung der Pflege körperbezogener AEDL ermittelt werden konnten. Im Fokus der Pflegenden steht in diesem Pflegesetting sinnvollerweise eine Wahrnehmung der körperlichen Fähigkeiten des Menschen und die Wiederherstellung und/oder Erhaltung körperbezogener Fähigkeiten. Für Menschen nach einer Apoplexie besteht das Ziel des Systems Krankenhaus darin, im besten Falle Symptomfreiheit und Risikoreduktion (weitere Schlaganfälle, Komplikationen) herbeizuführen. Pflegende leisten dazu einen wichtigen Beitrag. Im Anschluss an die akut-medizinisch und -pflegerische Versorgung schließt sich eine Rehabilitationsmaßnahme an. Sollte nach diesen Interventionen immer noch Pflegebedarf bestehen, ist er – insbesondere bei betagten Menschen nach einem Schlaganfall und/oder weiteren Erkrankungen – häufig andauernd und irreversibel. Diese Menschen werden zumeist langfristig von ihren Angehörigen zu Hause mit und ohne Hilfe beruflich Pflegender eines ambulanten Pflegedienstes versorgt oder ziehen in eine stationäre Pflegeeinrichtung um. Beide Pflegesettings sind auf Dauer angelegt und das zentrale Thema stellt nicht mehr die «Heilung» im medizinischen Sinne oder die Rehabilitation dar, sondern die Entwicklung einer Lebenswelt, die es den Beteiligten ermöglicht, trotz Pflegebedarf größtmögliche (individuelle) Lebensqualität zu erreichen. Für die komplexe und nicht selten komplizierte Pflegesituation gerade im ambulanten Pflegebereich bietet die Systemtheorie eine Grundlage, die es ermöglicht, Interaktionen und Beziehungen zu betrachten und die Unberechenbarkeit ihrer Wechselwirkungen in Subsystemen und Systemen zu erklären. Zwar beschreibt Krohwinkel ihr Modell der Fördernden Prozesspflege erstmals 2007 als wesentlich von der Systemtheorie, dem Symbolischen Interaktionismus und der Phänomenologie beeinflusst (Krohwinkel 2007, 208), ein systemisches Verständnis lässt sich aber nur für das Schlüsselkonzept «Person» finden, in dem Rogers zitiert wird: «ein einheitliches integrales Ganzes, das mehr und anders ist als die Summe seiner Teile, mit einer eigenen Identität und Integrität» (Rogers 1970 in Krohwinkel 2007, 29). Obwohl Krohwinkel die Entwicklung des AEDL-Strukturmodells nicht als Instrument zur Beschreibung der individuellen Person bzw. zur strukturierten Informationserhebung über den einzelnen Patienten explizit beschrieben hat, drängt sich dieses Verständnis auf. Die Nutzung des AEDL-Strukturmodells diente in der Studie dazu, Unterschiede im Dokumentationsverhalten der Pflegenden in Basis- und Postinterventionsuntersuchungen durch quantitative Auswertungen zu ermitteln (Krohwinkel 2007, 101). Es scheint, dass insbesondere Hersteller von Dokumentationssystemen und Dozenten für das Thema «Pflegeprozessplanung» die Codieranweisungen im Rahmen der Studie auch als Dokumentationsanweisungen für die alltägliche Praxis verstanden haben. Nur so lässt sich erklären, dass es von Praktikern als Beweis für die Anwendung der Fördernden Prozesspflege verstanden wird, wenn Probleme, Ressourcen und Fähigkeiten sowie Pflegeziele und Maßnahmen den AEDLs zugeordnet werden müssen. Durch diese sich durch den kompletten Pflegeprozess ziehende Codierung wird versucht, eine vermeintliche Linearität zu erzeugen, die dem Zweck des Pflegeprozesses als Problemlösungsprozess für eine Person im Sinne Rogers Definition nicht dienlich ist (Schöniger/Zegelin-Abt 1998, 305 ff.). Statt in der Praxis den Fokus auf die Ganzheitlichkeit zu richten, die «mehr und anders ist als die Summe seiner Teile», wird immer wieder trefflich darüber gestritten, ob die Zuordnung der Informationen, der Ziele und Maßnahmen zu den jeweiligen AEDL «richtig» sei, oder nicht. Eine Schwierigkeit, welche sich im Übrigen schon in der niedrigen Reliabilität der Codierungen in der Studie zeigte (Krohwinkel 2007, 65 f.) und die mit der Zeit zu einer überbordenden bürokratisch anmutenden Pflegedokumentation geführt hat, die immer neue Formulare füllt, häufig aber nicht die individuelle Lebenssituation des betreffenden Menschen abbildet.

Komplexitätssteigernd wirken die Spezifika, die für jede AEDL für die Pflege von Menschen nach einem Schlaganfall entwickelt wurden. Zum einen wurden diese Spezifika für genau diese spezielle Pflegesituation (Akutpflege eines Schlaganfallpatienten im Krankenhaus) entwickelt und können nicht sinnvoll ohne Evaluation und Überarbeitung in jeden anderen Pflegekontext transferiert werden. Werden dennoch Informationen in dieser Weise über einen langzeitpflegebedürftigen Menschen in einer ambulanten oder stationären Altenpflegeeinrichtung erhoben, erklärt dies die deutlich körperbezogene Wahrnehmung der Menschen durch die Pflegenden. Die Synergie, die sich in Verbindung mit einem körperbezogenen Pflegebedürftigkeitsbegriff des § 14 SGB XI entwickelt hat, manifestiert in der Praxis ein Pflegeverständnis, das Monika Krohwinkel vermutlich u. a. durch die Einführung der existenziellen Erfahrungen des Lebens aufzubrechen versuchte.

In der gängigen Praxis – oder auch der erlernten Praxis in der Ausbildung – in der Pflegende jeder AEDL Probleme und Ressourcen zuordnen (und nicht jedes Problem oder jede Ressource einer oder mehrerer AEDLs), werden die Wechselwirkungen und die sich damit individuell darstellenden Pflegeprobleme nicht wahrgenommen. Somit entstehen standardisierte Pflegeprobleme, die sich aus der Abweichung des Pflegebedürftigen von der Norm eines medizinisch gesunden Menschen ergeben. Das Verständnis der Person als ein «integrales Ganzes» mit eigener Identität und Integrität geht hierdurch verloren. Auch wenn die Anwendung des AEDL-Strukturmodells in der derzeitigen Praxis den Zweck verfolgt, die Bedürfnisse, Probleme und Fähigkeiten der Patienten strukturiert zu erfassen, führt die Flut an Informationen, untergliedert in AEDLs und ihre Spezifika eher dazu, dass das Schlüsselkonzept «Person» verschwindet. Denn aufgrund einer fehlenden Synthese der Informationen und Daten in der Pflegediagnose oder zusammenfassenden Problembeschreibung über einen Bewohner kommt es nicht zu einem systemischen Verständnis der «Person». Es bleibt ein in seine AEDL-Fragmente zerlegter Mensch ohne Individualität und Integrität.

Ein systemischer Anspruch kann durch die Konzepte «Person» und «Umgebung» nicht eingelöst werden. Zwar sieht Krohwinkel sowohl die Bedeutung der persönlichen Bezugspersonen für den Pflegebedürftigen und die Pflegenden als auch die Bedeutung der Umgebung. Allerdings sind die Konzepte in Bezug auf soziale Beziehungen nicht klar abgegrenzt. «Das Konzept Person umfasst Einzelne, Familien und familienähnliche Bezugssysteme.» (Krohwinkel 2007, 212). Abgrenzend dazu versteht sie unter Umgebung: «Als Teile der Umgebung kommen sowohl andere Menschen als auch andere Lebewesen in Betracht. Pflegefach- und -hilfspersonen werden somit auch als Teil der Umgebung für die pflegebedürftige Person und ihre persönlichen Bezugspersonen betrachtet.» (Krohwinkel 2007, 213). Offen bleibt, unter welchen Bedingungen und Umständen ein Mensch als eine persönliche Bezugsperson und wann als ein «anderer Mensch» zu definieren ist, wer dies tut und welche Auswirkungen dies auf die Pflege hat. Die Differenzierung der Kontakte und Beziehungen in Beziehungen und Kontakte innerhalb und außerhalb der Pflegeeinrichtung (Krohwinkel 2007, 231 f.) verleiht institutionellen Grenzen eine Bedeutung, die es einerseits zu überwinden gilt und die zum anderen in Bezug auf die Lebenswelt der pflegebedürftigen Bewohner und ihrer Angehörigen in dieser Weise nicht abgrenzbar sind.

Interaktionalität und Zirkularität als wesentliche Prinzipien sozialer Systeme werden nicht zur Definition der Konzepte herangezogen. Die impliziten Wertungen innerhalb des Modells lassen Rückschlüsse auf eine Prägung durch die oben genannten gerontologischen Defizitmodelle zu. Aus einer moderneren systemisch-konstruktivistischen Perspektive betrachtet, stellt die darin begründbare pflegerische Haltung ein hierarchisches Gefälle zwischen Pflegendem und Pflegebedürftigen dar, das vor dem Hintergrund modernerer Alternstheorien[7] nicht mehr angemessen erscheint.

Untersucht wurde das Modell mittels logisch entwickelter Forschungsfragen, die ein Ursache-Wirkungsprinzip fokussierten, das auf Linearität und Eindimensionalität aufbaut. So gelingt es im Nachhinein nicht überzeugend, die Ergebnisse und Annahmen, die zu den entsprechenden Forschungsfragen führten, als systemtheoretisch geleitet und begründet zu beschreiben.

Die Differenzierung in Konzeptionen und Konzepte (die Krohwinkel in der jeweiligen Abgrenzung nicht definiert, sondern ausschließlich hierarchisiert) gewichtet die sozialen Kontakte und Beziehungen als Teil der AEDL-Konzeption «Aktivitäten des Lebens, Beziehungen und Existenzielle Erfahrungen des Lebens (ABEDLs)» besonders. Dadurch nimmt die Unübersichtlichkeit der Gesamt-Modellstruktur zu.

Die zentrale These ihres Modells stellt die Annahme dar, dass fördernde Prozesspflege die Unabhängigkeit und damit das Wohlbefinden erhöht. Aufgrund der Gewichtung des pflegerischen Denkens und Handelns in den ABEDLs wird deutlich, dass Unabhängigkeit eng mit Gesundheit im medizinischen Sinne verknüpft ist. Offensichtlich wird dieser Gedanke auch im Konzept Gesundheit, in dem Krohwinkel Gesundheit und Krankheit als dynamische Prozesse definiert. «Diese Sichtweise ermöglicht es, sich nicht nur auf pathologische Abweichungen (Defizite) zu konzentrieren, sondern insbesondere auch die konstruktiven Attribute (Fähigkeiten) des Menschen/der Person herauszufinden und zu stützen.» (Krohwinkel 2007, 30).

---

7 «Die von Erhard Olbrich (1989) entwickelte Kompetenztheorie knüpft an die SOK-Theorie (Selektion, Optimierung, Kompensation) an. Er geht davon aus, dass jedes Verhalten als ein Wechselspiel von situativen Anforderungen, persönlichen Ressourcen zu deren Bewältigung und biografischen Erfahrungen verstanden werden kann. […] Kompetenz im Alter zu akzentuieren bedeutet somit nach Olbrich (1987, S. 329): ‹[…] auf ein autonomes Individuum zu vertrauen bzw. die alternde Person anzuregen, nach ihren Kräften zum Gelingen des Alterns beizutragen […]. Ein Kompetenzmodell des Alterns betont […] die Fähigkeiten des alternden Menschen zur produktiven Auseinandersetzung mit den Anforderungen seiner Lebenssituation.›» (Brandenburg et al, 2010).

Pflegeeinrichtungen der Langzeitpflege alter Menschen zeichnen sich sowohl gesellschaftlich als auch rechtlich eher durch den Auftrag der Lebens- und Sterbebegleitung aus, als Krankenhäuser, mit denen der Auftrag des «Heilens» im medizinischen Sinne verknüpft wird. Somit ist es schwierig, die pflegerische Praxis in Einrichtungen der Langzeitpflege an einem Modell auszurichten, das im Kontext eines deutlich anderen pflegerischen Auftrags entwickelt wurde.

Offensichtlich wurden durch Krohwinkel weitere Studien im Bereich der Altenhilfe durchgeführt (Krohwinkel 2007, 210, 221), deren Design und Ergebnisse entgegen einer guten wissenschaftlichen Praxis nicht veröffentlicht wurden und sich damit auch der Bewertung anhand von Gütekriterien entziehen. Daher lässt sich die Weiterentwicklung ihres Modells der ganzheitlich-rehabilitativen Prozesspflege hin zur Fördernden Prozesspflege nur bedingt nachvollziehen.

Sinnvoll wäre eine Replikation der Studie im Kontext der Langzeitpflege alter Menschen, um belegen zu können, dass die Ergebnisse der ersten Studie transferierbar sind. Allerdings würde schon bei der Entwicklung der Forschungsfragen deutlich werden, dass sich aus den formulierten Konzepten, Konzeptionen, Kategorien und Prinzipien nicht ohne weiteres sinnvolle Forschungsfragen ableiten lassen. Denn alleine die Verankerung der ABEDL sowohl als Rahmenmodell, als Konzeption in den Konzepten «Person» und «Umgebung» als auch als Kategorie erschwert eine Hypothesengenerierung anhand der unklaren Zielsetzung der jeweiligen Formulierungen auf den unterschiedlichen Modellebenen.

Im Hinblick auf den familiären Charakter, den Wohngemeinschaften bieten sollen (Großjohann et al. 2002, 123; Knaus 2005, 10; BMFSFJ 2002, 266), scheint die eher eindimensionale Betrachtung der Beziehung zwischen Pflegebedürftigem und Pflegender bei Krohwinkel nicht hilfreich, um die strukturelle Komplexität und die Dynamik des Systems «Wohngruppe» und der dazu gehörigen Subsysteme (Familien, Mitarbeiter) verstehen und gestalten zu können.

Auch wenn die zentralen Werte und Aussagen der fördernden Prozesspflege passend zu sein scheinen, ergibt sich die Frage, ob es für Haus- und Wohngemeinschaften keine günstigeren Modelle gibt, die den Kontext des «Lebens mit Pflegebedarf» erklären helfen und Anleitung zum Umgang mit den beteiligten Systemen in einem stärker sozial-pflegerisch gewichteten Kontext geben.

2.10
Zusammenfassende Problembeschreibung

Roth führt in seinem Aufsatz «Qualitätsprobleme in der Altenhilfe» (Roth 2007, 42 ff.) Bourdieus Feld- und Habitustheorie an, um zu erklären, «dass die Qualität der Altenpflege mit zunehmender Hilfsbedürftigkeit der Pflegebedürftigen, sprich ihrem sinkenden kulturellen und symbolischen sowie sozialen Kapital prekärer wird» (Roth 2007, 47). Er sieht «in der Altenpflege eine Ökonomie des symbolischen Tauschs [von Kapital]» (ebd., 46). Für die Praxis bedeutet dies, dass Pflegebedürftige, deren kulturelles, symbolisches und soziales Kapital gering ist, tendenziell eher auf Pflegende treffen, die ebenfalls über kein sehr hohes kulturelles, symbolisches und soziales Kapital verfügen. Offensichtlich wird dies anhand der «kaum stattfindenden Rezeption pflegewissenschaftlicher Literatur […]» (ebd., 46) und des Fehlens «professioneller Distanzierungs- und Bewältigungskompetenzen, wozu wesentliche technische Instrumente, Messwerte und eben ein differenzierter professioneller Habitus gehört» (ebd., 48). Damit bietet Roth eine Erklärung für die fehlenden theoriefundierten Betreuungs- und Versorgungskonzepte. Zum anderen macht es die Brisanz der Konstellation deutlich. Im schlimmsten Falle werden nicht oder schlecht ausgebildete Mitarbeiter mit einer unspezifischen Aufgabe in ein Feld geschickt, welches tägliche Überforderungen bereit hält, um Ziele zu erreichen, die nicht beschrieben sind und deren Erreichung aufgrund des Mangels an Mitteln und Methoden ohnehin fragwürdig zu sein scheint. Im Sinne funktionaler Dienstleistungen erhalten die Mitarbeiter nach diesem Verständnis einen Objektstatus, der eine menschliche Pflege aufgrund der damit verbundenen Beziehungslosigkeit unmöglich macht.

Auch in Hausgemeinschaften scheinen somit Skandale durch überforderte Mitarbeiter vorprogrammiert, wobei dies nicht den Mitarbeitern als Teil eines schlecht strukturierten und konzipierten Systems anzulasten sein wird, sondern den verantwortlichen Managern auf Träger- und Verbandsebenen, Beamten aufsichtführender Instanzen (MDK, Heimaufsicht) und Politiker, für die Roths Einschätzung ebenso zutreffend zu sein scheint.

In den Konzepten werden durchaus Supervision und Fallbesprechungen als Methode der Unterstützung der Mitarbeiter beschrieben (Kremer-Preiß/Narten 2004, 85; Reggentin/Dettbarn-Reggentin 2006, 129). Beides sind dringend erforderliche Instrumente einer professionellen Pflege (Weidner 1999, 32 f.) und eines betrieblichen Gesundheitsmanagements. Allerdings bleibt auch hier die Frage offen, vor welcher «Folie», welcher «Vorstellung zu angemessener Pflege», des tatsächlichen Auftrags an Präsenzkräfte und der im Hintergrund bleibenden Pflegenden denn reflektiert werden soll? Unbeantwortet bleibt, wer in den Wohngemeinschaften welchen Auftrag und welche Rolle hat? Insbesondere die Rollendefinition der Pflegenden und der Angehörigen scheint überfällig.

Notwendig ist also eine theoretisch fundierte Definition von Pflege und Lebensqualität in einem neu geschaffenen sozialen Konstrukt «Hausgemeinschaft», das in Bezug auf seine unterschiedlichen Rollen und seine Ziele konkret zu beschreiben, zu konzipieren und zu diskutieren ist.

Mit einem systemtheoretischen Blick auf Haus- und Wohngemeinschaften wird die undefinierte und ziellose Komplexität der Systeme deutlich, die in den bestehenden Konzepten weder identifiziert noch problematisiert und operationalisiert sind.

In der Verantwortung für Pflegebedürftige und für Pflegende sind wir gefordert, Versorgungskonzeptionen zu entwickeln, die das Leben mit Pflegebedarf und mit Pflegebedürftigen in den Blick nehmen. Selbstbestimmung und Unabhängigkeit lassen sich nicht in erster Linie durch Wohnraumgestaltung und Haushaltsorganisation fördern, sondern sie entstehen in einem wertschätzenden, Kongruenz fördernden Miteinander zwischen Bewohnern, ihren Angehörigen und den Mitarbeitern. Menschen, die sich dafür entscheiden, in Haus- oder Wohngemeinschaften zu arbeiten, verbringen einen wesentlichen Teil ihrer täglichen (Lebens-) Zeit dort. Sie sind nicht «nur» in ihrer Arbeitsleistung gefordert, sondern in ihrem Menschsein, darin liegt die besondere Verantwortung für die Pflegebedürftigen und ihre Familienangehörigen.

3 Familien- und umweltbezogene Pflege

Im folgenden Kapitel soll das systemtheoretische Modell der familien- und umweltbezogenen Pflege Friedemanns als ein möglicher theoretischer Rahmen von Haus- und Wohngemeinschaften vorgestellt werden.

3.1
Die Autorin

Marie-Luise Friedemann wurde in Zürich geboren und lebt seit über 40 Jahren in den USA. Sie absolvierte ihre Pflegeausbildung in Kalifornien. Später lehrte sie an der Wayne State University in Detroit, Michigan, als Kollegin von Madeleine M. Leininger. Heute lehrt sie an der School of Nursing der Florida International University. Nach vielen Jahren, in denen sie wenig Kontakte zu ihrer Heimat hatte, kam sie Anfang der 1990er Jahre wieder öfter in die Schweiz und lehrte an der Kaderschule für Krankenpflege in Aarau Forschung und Theorie der Pflege. Die erste Auflage ihres Buches «Familien- und umweltbezogene Pflege» entstand während dieser Zeit und wurde 1996 veröffentlicht. Sie recherchierte deutschsprachige Literatur und verfasste ihr Buch in deutscher Sprache.

Mit der Zuständigkeit, Pflegende im Fach Familientherapie unterrichten zu müssen, begann Friedemanns Auseinandersetzung mit Familien. Wie sie im Rahmen einer Fortbildung im Mai 2003 in Morschach (Schweiz) darstellte, erkannte sie damals anhand ihrer praktischen Erfahrungen mit häufig Drogen gebrauchenden Patienten, dass neben gesundheitlichen Problemen ihrer Klienten auch soziale Problemlagen die Situation wesentlich beeinflussen. Die Nähe der Familientherapie zur Systemtheorie erklärt den systemischen Rahmen ihrer Pflegetheorie. Daneben prüfte sie die Anwendbarkeit der Pflegetheorien von Martha Rogers und Imogene King.

Aufgrund der statistischen Auswertung von Fragebögen zur Familienpflege konnte sie die vier Prozessdimensionen Systemerhaltung, Systemänderung, Kohärenz und Individuation identifizieren. Hieraus und durch die weitere Entwicklung von Modellen zur Behandlung von Drogenabhängigen entwickelte sich ihre familien- und umweltbezogene Pflegetheorie. Geprägt hat sie auch die Wahrnehmung ihrer eigenen Familie. Marie-Luise Friedemann ist verheiratet und hat vier Kinder.

3.2
Familien- und umweltbezogene Pflege

3.2.1
Theorie des systemischen Gleichgewichts

Grundlage der familien- und umweltbezogenen Pflegetheorie Friedemanns bildet die Theorie des systemischen Gleichgewichts. Sie verbindet Ansätze der systemischen Familientherapie mit pflegewissenschaftlichem Denken. «Die Systemtheorie beruht auf der Annahme, dass alles, was komplex ist, von der kleinsten Zelle bis zum Universum, in Systeme geordnet ist. Materie, Energie, Information und sogar Ideen organisieren sich in Systemen. Systeme haben ein strukturelles und dynamisches Muster mit einem Zentrum oder Schwerpunkt, um den sich Prozesse in einem bestimmten Rhythmus bewegen. Alle lebenden Systeme sind ihrer Umwelt gegenüber offen.» (Friedemann/Köhlen 2003, 24).

Friedemann sieht den Menschen als kleinste Einheit sozialer Systeme. Die Familie bildet eines vieler möglicher Subsysteme des, die Menschen umgebenden, sozialen Systems. Aufgrund der Beziehungen, die Menschen zu anderen Menschen und sozialen Subsystemen sowie ihrer Umwelt haben, entstehen Interaktionen. Diese «Rückkoppelungsprozesse deuten auf zirkuläre Zusammenhänge zwischen Ursache und Wirkung hin» (ebd., 24). «Alle Systeme sind in einem dynamischen Wechselzustand der gegenseitigen Anpassung und Wiederanpassung an Änderungen. Der Zustand einer aufeinander abgestimmten Ordnung aller Systeme nennt man Kongruenz. […] Ein Zustand der Kongruenz wird zwar angestrebt, muss aber notgedrungenerweise eine Utopie bleiben.» (ebd., 26).

Kongruenz ist für Friedemann Ausdruck von Gesundheit: Ein Mensch ist im Einklang mit der Umwelt, mit den ihn umgebenden Systemen (Individuen) oder Subsystemen (Gruppen, z. B. Familie, Nachbarn, Kolleginnen) (ebd., 34).

Als wichtiges Merkmal sozialer Systeme beschreibt Friedemann die Entscheidungsfähigkeit und damit Veränderungsfähigkeit sowie die Tatsache, als System «Mensch» verschiedenen sozialen Subsystemen angehören zu können (ebd., 24).

Je nach Perspektive lassen sich mit der familien- und umweltbezogenen Theorie Individuen, die Familie und die Umwelt betrachten.

Die Theorie Friedemanns stellt die Familie als zentral wichtiges soziales Subsystem dar. Familie und Familiengesundheit bilden in ihrer Pflegetheorie neben den üblichen Konzepten Mensch, Umwelt, Gesundheit und Pflege eigene Zentralkategorien.

Es folgen nun kurzgefasste wesentliche Aussagen zu den Konzepten, die mir von wichtiger Bedeutung für die stationäre Altenpflege erscheinen. Einen umfassenden Überblick liefert in jedem Fall die gesamte Lektüre der «Familien- und umweltbezogene[n] Pflege» (Friedemann/Köhlen 2003).

3.2.2
Umwelt

«Die Umwelt umfasst alle Systeme außerhalb des Menschen – bis hin zum Universum, in dem sich die Erde bewegt. Zeit, Raum, Energie und Materie bilden die Bedingungen aller Systeme, die wir als Umwelt wahrnehmen. Aufgrund der Offenheit der Systeme steht alles Lebende durch den Fluss von Energie und Materie miteinander in Verbindung.» (ebd., 25).

Eine Unabhängigkeit von der Umwelt ist nicht möglich.

Für Bewohner und Mitarbeiter einer Hausgemeinschaft ist die Umwelt neben der individuellen familiären Situation eines Einzelnen durch die räumlichen, finanziellen, materiellen und gesellschaftlichen Rahmenbedingungen, in deren Kontext eine Pflegeeinrichtung «lebt», gestaltet. Diese wiederum sind abhängig von der Kultur unseres Landes, von den politischen Entscheidungen auf kommunaler Ebene bis hin zur Bundespolitik. Alle diese Faktoren haben wiederum Einfluss auf die strukturellen oder ökologischen Bedingungen einer Stadt (z. B. dass nur Altbauten als Pflegeheime zur Verfügung stehen, die überwiegend Doppelzimmer anbieten). Die Umwelt Pflegebedürftiger und Pflegender wird ebenfalls in hohem Maße vom sozialen Subsystem «Pflegeteam» mit allen seinen Merkmalen, wie zum Beispiel Wertvorstellungen, Motivation, Ausbildung, Beziehungen im Team, usw. beeinflusst.

3.2.3
Mensch

Der Mensch und die Familie versuchen Kongruenz durch die Erreichung der vier Ziele

- Stabilität
- Wachstum
- Regulation/Kontrolle
- Spiritualität

zu erlangen. Dies geschieht durch Verhaltensweisen in den vier Prozessdimensionen

- Systemerhaltung
- Systemänderung
- Kohärenz
- Individuation.

(Friedemann 2003/Köhlen, 27) (s. Abb. 3-1).

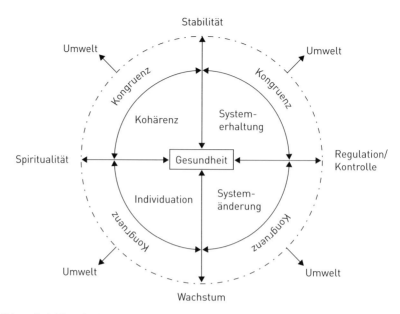

Abbildung 3-1: Theorie des systemischen Gleichgewichts. Friedemann/Köhlen 2003

Das Streben nach Kongruenz kann durch Angst, die verhindert, dass Energie frei fließen kann, behindert werden und somit notwendige Interventionen zur Systemerhaltung, Systemänderung, Individuation und/oder Kohärenz unmöglich machen.

Mit Angst ist nicht nur Angst im Sinne der Furcht gemeint, sondern «[...] auch andere negative Emotionen wie Depressionen, Wut, Schuldgefühle oder einfach das Gefühl, dass etwas nicht stimmt» (Friedemann, Referat vom 20. Mai 2003, Morschach).

Menschen definieren ihre Identität und Umwelt aufgrund der Beziehungen, die sie zu anderen und zur Umwelt haben. Menschen sind sensibel für systemische Störungen, sie sind allerdings auch in der Lage, sich an der Ordnung übergeordneter Systeme zu orientieren und Kongruenz wiederherzustellen.

Im Kontext mit der schon oben erwähnten Fähigkeit, Entscheidungen zu treffen und Veränderungen herbeizuführen, bedeutet dies für alte Menschen, die in eine Pflegeeinrichtung umziehen, eine weitreichende Systemänderung, welche Bewegung in allen Prozessdimensionen erfordert. Möglicherweise stellt diese Systemänderung eine existenzielle Bedrohung für einen Menschen dar, so dass er durch extreme Angst vollständig blockiert ist und seine Kongruenz, d.h. die Gesundheit bedroht ist.

3.2.4
Gesundheit

«Gesundheit ist der Ausdruck der Kongruenz des menschlichen Systems: innere Kongruenz der Subsysteme und Kongruenz mit den Kontaktsystemen der Umwelt. […] Gesundheit kann auch in einem Zustand von körperlicher Krankheit gefunden werden.» (Friedemann/Köhlen 2003, 34).

Das Empfinden von Gesundheit ist somit subjektiv.

Insbesondere in Pflegeheimen, in denen wir meist multimorbide Menschen im medizinischen Sinne oder Sterbende zu pflegen haben, ist diese Betrachtungsweise für die Pflegenden von wichtiger Bedeutung und ermöglicht eine neue, erweiterte Perspektive. Dabei werden nicht nur die Hilflosigkeit ausdrückenden, ausschließlich medizinisch-pflegerischen Maßnahmen, welche auf die Pflege des «Organsystems» Mensch abzielen, in den Mittelpunkt gerückt. Durch diese Definition von Gesundheit können vielmehr pflegerische Interventionen in den Prozessdimensionen Individuation und Kohärenz argumentiert werden, die der Spiritualität, des Wachstums und damit der Kongruenz und somit wiederum der Gesundheit dienen.

3.2.5
Familie

Von Bedeutung in Friedemanns Theorie ist die Definition von Familie, die jeder Mensch individuell für sich vornimmt. Hierbei spielen soziale Bindungen eine ebenso große Rolle wie außerhalb der genetischen oder rechtlichen Familienzugehörigkeit. Familien haben die Funktion, Kultur in Form von Lebensmustern und Werten an die nächste Generation zu vermitteln. Familien sorgen durch Rollenverteilung, Gestaltung ihrer Familienprozesse und Interaktion mit übergeordneten Systemen für Stabilität, Regulation/Kontrolle, Spiritualität und Wachstum. Familien bedienen sich hierzu der gleichen Prozessdimensionen wie Individuen. Die Familie dient den Mitgliedern dazu, ihre Angst zu bekämpfen und Kongruenz zu erreichen.

3.2.6
Familiengesundheit

Gesundheit der Familie definiert Friedemann als individuellen, «dynamischen Prozess» zur Herstellung von «Kongruenz im Innern und mit der Umwelt» (Friedemann 2003/Köhlen, 46 f.). Familiengesundheit ist erreicht,

a) «wenn in allen vier Prozessdimensionen gehandelt wird
b) wenn Kongruenz innerhalb der Familie und zwischen der Familie und der Umwelt besteht
c) wenn die Familienmitglieder wenig Angst empfinden und mit der Familie im Großen und Ganzen zufrieden sind» (ebd., 46).

3.2.7
Pflege

Das Konzept Pflege untergliedert Friedemann in drei Bereiche:

- systemische Pflege des Individuums
- systemische Pflege der Familie
- Pflegeprozesse.

Die Pflege des Individuums schließt immer auch die Familie und die vernetzten Systeme mit ein, wie auch die Pflege von Familien die Individuen und ihre Subsysteme (z. B. Eltern) mit einschließt, wodurch sich individuelle Pflege und die Pflege der Familie nur schwer unterscheiden lassen.

Es gehört zur Kompetenz der Pflegenden, zu entscheiden, welche Perspektive aktuell von Bedeutung ist – die Perspektive auf die Familie oder die Perspektive auf das Individuum. Die Perspektive kann sich im Verlauf des Pflegeprozesses auch mehrmals ändern. «Ziel der Pflege ist der Prozess, der das Streben nach Kongruenz im System erleichtert oder ermöglicht […] und alle Dimensionen einbezieht.» (ebd., 48 f.).

Es ist von Wichtigkeit für Pflegende, Stärken des Empfängersystems zu entdecken und die Pflegeempfänger aktiv in alle Pflegeschritte des Pflegeprozesses mit einzubeziehen. Daher kommt dem Aufbau und der Gestaltung der pflegerischen Beziehung eine große Bedeutung zu. Pflegende sind gefordert, eine systemische Beziehung zum Pflegeempfänger aufzubauen, die bestenfalls in systemische Kongruenz mündet. Dennoch ist eine bewusste Beziehungsgestaltung im Wechsel zwischen Nähe und Distanz auf der Basis des Bewusstseins über sich selbst als professionell Pflegende notwendig.

Bei denk- und sprachbehinderten Menschen (hierunter sind auch Menschen mit Demenz zu verstehen) ist es notwendig, in jedem Fall Bezugspersonen in die Pflege mit einzubeziehen. In der Pflege der oben beschriebenen Personengruppe gewinnt insbesondere die Kommunikationsfähigkeit von Pflegenden an Bedeutung, da auch durch nonverbale Kommunikation Kongruenz gefördert werden kann.

4 Elemente einer familien- und umweltbezogenen Pflegekonzeption

Eine Konzeption ist nach der Definition des Dudens ein gedanklicher Entwurf, eine klar umrissene Grundvorstellung, ein Leitprogramm. Eine Pflegekonzeption enthält Aussagen darüber, welches Verständnis die Mitarbeiter einer Hausgemeinschaft von der zu leistenden Pflege haben und wie sie gedenken, diese Vorstellung umzusetzen. Konzeptionen enthalten Ideen, welcher zukünftige Zustand anzustreben ist, unterscheiden sich allerdings von Visionen, da sie konkrete Ziele formulieren, Mittel und Wege zur Erreichung derselben beschreiben und handlungsleitende Werte und Normen aufstellen. Eine Konzeption beinhaltet auch Aspekte eines Planes, wird allerdings zeitlich und methodisch nicht so konkret, als dass dieser unmittelbar umsetzbar wäre; hierzu bedarf es der Konkretisierung, bspw. mittels Verfahrensanweisungen (vgl. Graf/Spengler 2000, 14 f.). Die Notwendigkeit, Pflegekonzeptionen pflegetheoretisch zu begründen, ergibt sich aus der Professionstheorie. Professionelles pflegerisches Handeln zeichnet sich durch ein hermeneutisches Fallverstehen (s. Kapitel 4.3.7 Fallbesprechungen) aus. Das Denken über die Pflegesituation und das Handeln in der Pflegesituation erklärt und begründet sich in der zugrunde gelegten theoretischen Rahmung.

Konzeptionen von Altenpflegeeinrichtungen richten sich in erster Linie an Bewohner und ihre Angehörigen sowie an Mitarbeiter und dienen der Orientierung über das Leistungsangebot sowie über die Methoden, das Angebot zu realisieren. Sie bilden den Rahmen des Qualitätsmanagements und sind unabdingbar zur Definition von Pflegequalität. Eine wichtige Bedeutung haben Konzeptionen auch bei der Antragstellung von neuen Projekten oder der Betriebsaufnahme eines Heimes (§ 7 WTG).

Pflegekonzeptionen beinhalten je nach ihrem Aufbau und ihrem Bezug zu nachrangigen Elementen des Qualitätsmanagements unterschiedliche Themenbereiche. Beschrieben werden sollte in jeder Pflegekonzeption die zugrunde gelegte Pflegetheorie, das gewählte Pflegesystem und das Pflegeplanungs- und Pflegedokumentationssystem, in denen das Pflegeverständnis, das sich aus der Pflegetheorie entwickelt hat, zum Ausdruck kommt. Darüber hinaus können in einer Pflegekonzeption weitere Instrumente des Qualitätsmanagements beschrieben werden, wie zum Beispiel Pflegevisiten, der Einsatz von Fallbesprechungen, Kommunikationsstrukturen oder spezielle Betreuungsangebote. In diesem Buch habe ich mich für die Elemente

- Rolle der Pflegenden
- Rolle der Familien
- Pflegesystem und Dienstplanungskonzept
- Pflegeprozessplanung und Pflegedokumentation
- Fallbesprechungen

entschieden, da es sich um fünf Elemente handelt, deren notwendige Bearbeitung sich direkt aus der Theorie ergibt (Familie) und die richtungweisend für weitere Bestandteile der Gesamtkonzeption sind (z. B. Stellenbeschreibungen/Funktionendiagramme, Fort- und Weiterbildungskonzept). Diese Elemente werden im Folgenden am Beispiel der fiktiven Hausgemeinschaften St. Magnus beschrieben. Dabei wird eine denkbare Konzeption dargestellt. Die pflegewissenschaftlichen Bezüge zwischen der familien- und umweltbezogenen Pflege und der Konzeption werden in Kapitel 5 ausführlich dargelegt.

4.1
Die Hausgemeinschaften St. Magnus

Das Seniorenzentrum St. Magnus wird vom Träger der katholischen Kirchengemeinde St. Josef als vernetzte Institution mit folgenden Angeboten geführt:

- Hausgemeinschaften St. Magnus, stationäre Altenpflege (4 × 12 Plätze), externer Mahlzeitendienst
- Sozialstation St. Magnus, ambulante Alten- und Krankenpflege
- Annastift, betreutes Wohnen
- Seniorenberatungsstelle, Case Management und ergänzende Angebote.

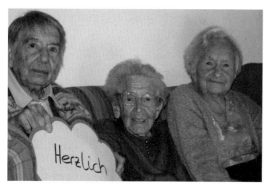 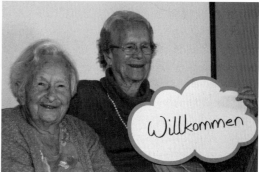

Durch die gemeinsame Organisation der einzelnen Einrichtungen kann für die Klienten eine individuellere, bedürfnisbezogenere Pflege und Betreuung sichergestellt werden, als dies in einer einzelnen Einrichtung mit ausschließlich einer Angebotsform möglich wäre. Durch die gemeinsame Trägerschaft ist ein hoher Grad an Kooperation und Vernetzung möglich. Die Konzeptionen der Teilbetriebe orientieren sich am gemeinsamen Leitbild des Seniorenzentrums St. Magnus.

4.2
Leitbild des Seniorenzentrums St. Magnus

Da jeder Mensch Ebenbild Gottes ist, d. h. einmalig und unverwechselbar, gibt das Leben Jesu, das geprägt war von Nähe, Akzeptanz, Respekt und Verbundenheit in der Begegnung mit den Menschen, Orientierung für unser Denken und Handeln.

Wir unterstützen Menschen ungeachtet ihrer Weltanschauung, ihres Alters, ihrer Konfession und Hautfarbe durch professionelle Pflege. Sie sollen ein selbstbestimmtes Leben, in ihrer individuell zu gestaltenden, Sicherheit vermittelnden Umwelt (soziale Beziehungen, Räumlichkeiten) führen können.

Wir betrachten den einzelnen Menschen als kleinste Einheit verschiedener, ihn umgebender Systeme. Unser Handeln ist darauf ausgerichtet, dass der Mensch Kongruenz mit seiner Umwelt aufgrund des Gleichgewichts von Stabilität, Wachstum, Spiritualität und Regulation/Kontrolle erfährt und sich somit gesund fühlen kann. Unser Verständnis von Pflege umfasst alle Maßnahmen, die den Dimensionen Systemerhaltung, Systemänderung, Kohärenz und Individuation des Pflegebedürftigen oder seiner Bezugspersonen und der ihn umgebenden Systeme dienen. Wir verstehen die Menschen, die zu uns kommen, als aktive Partner, die mit Hilfe von Pflegeleistungen weiterhin ihr individuelles Leben gestalten.

Wir wünschen und fördern die Einbeziehung der Angehörigen, Freunde, Bekannten, Nachbarn, anderen Therapeuten und Kirchengemeinden und stellen

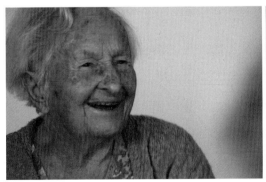
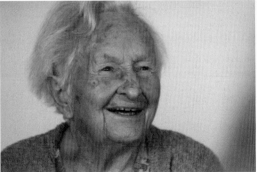

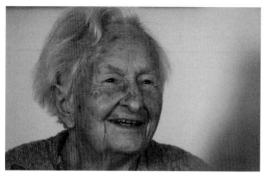 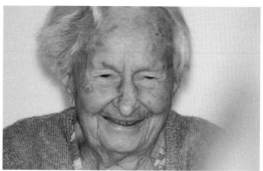

eine enge Kooperation mit ihnen sicher. Wir laden die Öffentlichkeit ein, am gesellschaftlichen, religiösen und kulturellen Leben in unseren Einrichtungen teilzunehmen, und unterstützen die Teilnahme der Bewohnerinnen, Patientinnen und Ratsuchenden am öffentlichen Leben.

Sterbenden und ihren Familien sind wir nahe und begleiten sie auf ihrem Weg.

Zum System der Einrichtung gehören neben den Klienten alle Mitarbeiter der Arbeitsbereiche sowie die Leitung. Durch unsere Arbeit wollen wir die Lebenswelt der Menschen, die von uns gepflegt werden, im Sinne der Gesundheit aller gemeinsam gestalten.

Um allen in dieser Gemeinschaft Betreuten und Arbeitenden die Identifikation mit der Einrichtung zu ermöglichen, ist ein hohes Maß an Information und Transparenz notwendig. Durch die Arbeit im Team, durch Mitbestimmung und hohe Eigenverantwortlichkeit sollen alle ihr Sein und Tun als etwas Sinnvolles erleben.

Allen Mitarbeitern wird die Möglichkeit zur Fort- und Weiterbildung gegeben, um den Klienten auf der Basis aktueller Erkenntnisse in Forschung und Wissenschaft die bestmögliche Pflege zuteil werden zu lassen. Wir bieten unseren Mitarbeitern an, ihre persönliche Entwicklung durch Begleitung und weitere Angebote zu fördern.

Ein wichtiges Anliegen ist uns die Bewahrung der Schöpfung Gottes. Wir tragen Verantwortung für unsere Gesundheit und den Erhalt einer lebenswerten und gesundheitsfördernden Umwelt.

Daher verpflichten wir uns zu einem ökologischen und wirtschaftlichen Umgang mit unserer Zeit und Kraft, sowie mit Geld, Lebensmitteln, Energie und Müll.

4.3
Pflegekonzeption der Hausgemeinschaften St. Magnus

4.3.1
Einleitung

Die Pflegekonzeption der Hausgemeinschaften St. Magnus stützt sich auf Marie-Luise Friedemanns familien- und umweltbezogene Pflege und die Theorie des systemischen Gleichgewichts.

Den zentralen Wert in Friedemanns Theorie nimmt die Gesundheit ein. Gesund ist ein Mensch dann, wenn er im Einklang mit sich und seiner Umwelt steht. Die vier Ziele

- Stabilität
- Wachstum
- Regulation/Kontrolle und
- Spiritualität

werden in einem individuellen, angemessenen Maß durch die Dimensionen Systemerhaltung, Systemänderung, Individuation und Kohärenz erreicht und befinden sich im Gleichgewicht. Pflege ist dann erforderlich, wenn ein Mensch mit sich und seiner Umwelt ins Ungleichgewicht geraten ist und Unterstützung benötigt, um wieder ins Gleichgewicht zu kommen.

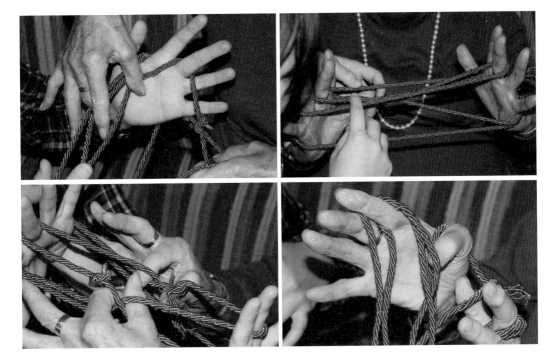

Wir haben den theoretischen Bezug zu Friedemanns Theorie der familien- und umweltbezogenen Pflege gewählt, weil:

- Menschen, die von uns gepflegt werden, immer in ihrer individuellen Umwelt (Räumlichkeit und soziale Beziehungen) leben, die großen Einfluss auf die Situation der Pflegebedürftigkeit nimmt
- diese Theorie ermöglicht, die eigene, subjektive Definition von Gesundheit eines Menschen zu berücksichtigen, die sich aus der Lebenswelt, Biografie und Individualität des Menschen ergibt und nichtmedizinische Aspekte in den Mittelpunkt stellt. Diese Betrachtungsweise entspricht dem Bedürfnis nach Leben mit Pflegebedarf und impliziert nicht zwangsläufig Kranksein und den Bedarf nach Krankenpflege.
- diese Theorie Argumente liefert, unkonventionelle pflegerische Interventionen zu planen und durchzuführen, die dem Menschen und seiner Umwelt dienlich sind, möglicherweise aber nicht dem medizinisch-technischen Vorgehen entsprechen
- nach dieser Theorie die bislang meist getrennt betrachteten Bereiche der sozialen Betreuung und der Angehörigenarbeit dem Pflegebereich zuzuordnen sind. Dies ermöglicht die Argumentation einer Aufbauorganisation, die den pflegebedürftigen Menschen in den Mittelpunkt stellt und nicht die pflegebedürftigen Menschen den Strukturen der Institution unterordnet.
- diese Theorie es nicht zuletzt ermöglicht, Familien konzeptionell und damit strukturell in die Pflege von Bewohnern einzubeziehen. In Anbetracht der demografischen Entwicklung suchen wir nach neuen Wegen, die eine menschenwürdige Pflege bei abnehmenden personellen Ressourcen möglich macht.

In dieser Konzeption wird Marie-Luise Friedemanns familien- und umweltbezogene Pflege – die Theorie des systemischen Gleichgewichts vorgestellt. Im Anschluss beschreiben wir, wie wir in unserer Einrichtung Pflege, die sich an der Theorie Friedemanns orientiert, umsetzen.

4.3.2
Familien- und umweltbezogene Pflege

An dieser Stelle wird auf das Kapitel 3.2 (S. 42 ff.) verwiesen, in welchem die familien- und umweltbezogene Pflege ausführlich dargestellt wird.

4.3.3
Rolle der Pflegenden

Wir verstehen es als unsere Aufgabe, eine Beziehung zwischen Pflegenden und pflegebedürftigem Menschen und seiner Familie aufzubauen und zu gestalten. Unser Ziel ist es, den Prozess der Pflege so zu gestalten, dass der pflegebedürftige Mensch und seine Familie aktiv in die Pflege mit einbezogen werden. Der Prozess der Pflege

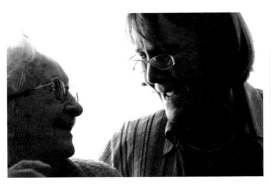
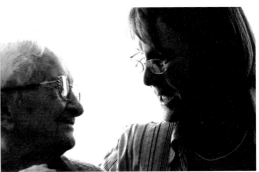

soll ein Streben nach Kongruenz erleichtern oder ermöglichen (Friedemann 2003/Köhlen, 48). Der pflegebedürftige Mensch erhält Unterstützung in seinen Fähigkeiten und Ressourcen, um eigene Ziele zu formulieren und damit seiner individuellen Gesundheit näher zu kommen. Im Mittelpunkt unserer Wahrnehmung und unserer Interaktion steht der Pflegeempfänger (ebd., 49). Erfordert es allerdings die Situation, dass für das Streben unserer Bewohner nach Kongruenz der pflegerische Fokus auf die Familie oder einzelne Bezugspersonen zu richten ist, verändern wir für diese Zeit unsere Perspektive. Spürbar wird dies in der engen Einbeziehung der Familie bei dem Einzug in die Hausgemeinschaft, bei der Pflegeplanung in Krisensituationen und bei der Sterbebegleitung, da diese Situationen immer auch die Kongruenz und damit die Gesundheit der übrigen Familienmitglieder betreffen. Sofern dies gewünscht ist, begleiten wir die Angehörigen über den Tod des Bewohners hinaus.

Die Pflegenden bemühen sich, ein möglichst hohes Maß an Kongruenz in der systemischen Beziehung zwischen sich und den Bewohnern und ihren Familienmitgliedern herzustellen, um eine sichere und angstfreie Atmosphäre zu schaffen, die Bedingung für ein Gelingen des Pflegeprozesses ist.

Die Gruppe der Pflegenden setzt sich aus Pflegefachkräften und aus Alltagsbegleitern ohne spezielle pflegerische Ausbildung zusammen, die sich in ihrem Aufgaben- und Verantwortungsbereich unterscheiden.

Pflegefachkräfte
Jeder Bewohner und seine Familie hat einen festen Ansprechpartner (Bezugspflegekraft) in unserem Haus.

Die Pflegenden haben die Aufgabe, durch verbale, aber auch nonverbale Kommunikation die Bedürfnisse, die Gewohnheiten und die Fähigkeiten der Bewohner und ihrer Familien zu erfassen, die Pflege mit ihnen gemeinsam zu planen und die Bewohner zu ermuntern und zu befähigen, für die Erreichung ihrer Ziele nützliche Handlungen zu erproben, beizubehalten, weiterzuentwickeln oder mangelhafte Handlungen zu verändern.

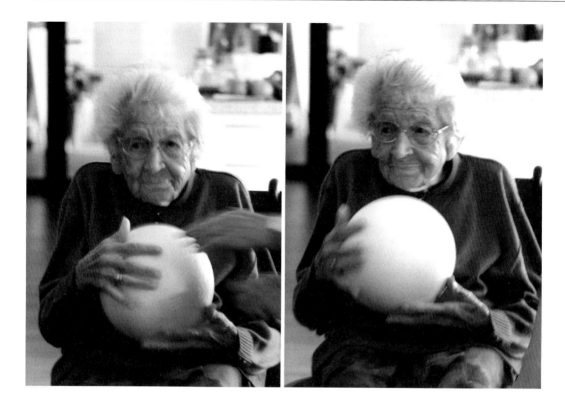

Zu Beginn der pflegerischen Beziehung erklären die Pflegenden den Bewohnern und interessierten Familienmitgliedern die «Theorie des systemischen Gleichgewichts» und unser Verständnis der Rollen der Pflegefachkräfte, der Präsenzkräfte und der Familie. Gegenseitige Vorstellungen und Erwartungen werden während des gesamten Pflegeprozesses in Gesprächen, die die Bezugspflegekraft unserer Einrichtung mit dem Bewohner und seiner Familie führt, ausgetauscht.

Im gesamten Pflegeprozess gehört es zu den Aufgaben der Bezugspflegekraft, den Bewohner und seine Familie über Aspekte, die für die Pflege bedeutsam sind, zu informieren, bei der Pflege zu beraten, anzuleiten und mit ihnen die Pflege durchzuführen, zu reflektieren und zu evaluieren. Bezugspflegekräfte führen selbst insbesondere therapeutische pflegerische Handlungen aus. Weiterhin sind sie für die Koordination der pflegenden Familienmitglieder, der Präsenzkräfte und der professionell Pflegenden sowie weiterer Therapeuten zuständig.

Pflegende reflektieren ihr pflegerisches Handeln im Team im Rahmen von regelmäßigen Fallbesprechungen unter der Anleitung eines Supervisoren, bzw. Pflegeexperten. Ihnen ist bewusst, dass sie immer wieder Teil des Systems des Bewohners und seiner Familie werden, und sie bemühen sich, den permanenten Wechsel in verschiedene Systeme bewusst zu gestalten.

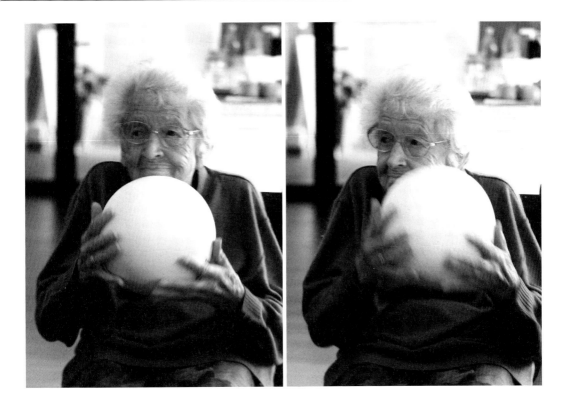

Alltagsbegleiter

Unter Anleitung der Pflegefachkräfte gestalten die Alltagsbegleiter den Lebensalltag der Hausgemeinschaft. Sie übernehmen hauswirtschaftliche und betreuende Tätigkeiten und führen kompensatorische Pflegeleistungen durch. Von 7.00–21.30 Uhr sind jeweils vormittags und nachmittags Alltagsbegleiter in der Hausgemeinschaft präsent.

Pflegedienstleitung

Durch die Pflegedienstleitung werden einrichtungsbezogene Managementaufgaben für den Bereich der Pflege übernommen. Sie trägt die Verantwortung

- für eine Personaleinsatzplanung und Personalentwicklung im Sinne unserer Pflegekonzeption im Rahmen des Budgets
- für die Bereitstellung der Mittel und Materialien, die für die Pflege im Sinne der Pflegekonzeption benötigt werden
- für die Organisation von Fort- und Weiterbildung in Absprache mit den Bezugspflegekräften
- für das Pflegecontrolling

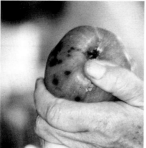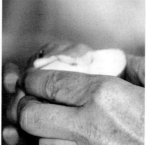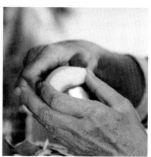

- für die Weiterentwicklung des einrichtungsinternen Qualitätsmanagementsystems mit all seinen konzeptionellen Bestandteilen
- für die Gestaltung der Rahmenbedingungen zur praktischen Ausbildung von Altenpflegern
- für die Darstellung unseres pflegerischen Angebotes in der Öffentlichkeit.

Konkret sind die Aufgaben und Kompetenzen der Pflegedienstleitung in der Stellenbeschreibung «Pflegedienstleitung» im Kapitel «Mitarbeiter» (hier: Stellenbeschreibungen) geregelt.

4.3.4
Rolle der Familie

Der Bewohner definiert, wen er als zur Familie zugehörig empfindet (Friedemann/Köhlen 2003, 37). Dies bedeutet, dass die Familie nicht nur aus Verwandten bestehen muss, sondern auch andere Bezugspersonen zur Familie gezählt werden können. Möglicherweise verändert sich die Definition der Familie durch den Bewohner während des Pflegeprozesses.

Die Familie unterstützt die persönliche Entwicklung ihrer Mitglieder und gewährt ihnen Zugehörigkeit durch emotionale Bindung (ebd., 36). Der Verlust der Familie in einer Krisensituation, wie dem Umzug in eine Hausgemeinschaft, würde eine große Isolation für den pflegebedürftigen Menschen bedeuten, da er in eine für ihn völlig neue Umwelt, ein neues soziales System eintritt. Um nicht emotional krank zu werden, ist es von großer Bedeutung, die Beziehungen zu anderen Familienmitgliedern aufrechtzuerhalten, zu stärken und zu entwickeln. Das enge Einbeziehen der Familie in die Pflege soll dem Bewohner emotionale Sicherheit und Vertrauen geben, um zu verhindern, dass sich Gefühle der Angst oder Ohnmacht entwickeln, die Ausdruck von Inkongruenz und damit fehlender Gesundheit darstellen.

Obwohl wir bestrebt sind, ein familiäres System durch die Struktur der Hausgemeinschaften zu schaffen, können Pflegende die Beziehungen des Bewohners zu ihren Familienmitgliedern nicht ersetzen. In der Familie haben sich eigene Werte und Lebensmuster entwickelt, die unseren Mitarbeitern zu Beginn der Pfle-

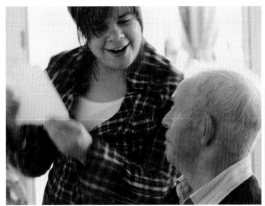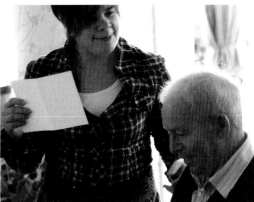

gebeziehung fremd sind. Alle Familienmitglieder haben individuelle Beziehungen zueinander, die von der Übernahme bestimmter Rollen geprägt sind. Durch den (möglicherweise plötzlichen) Pflegebedarf eines Elternteils oder Partners gerät das Familiensystem ins Ungleichgewicht, u. U. sind kurzfristige Rollenwechsel zwischen «sorgendem» und «umsorgtem» Familienmitglied notwendig, aber schwer zu vollziehen. Die «freiwerdenden» Rollen können nicht von Pflegenden übernommen werden. Pflegende leisten aber Unterstützung, das Familiensystem neu zu organisieren.

Häufig entsteht Pflegebedarf durch eine organische Erkrankung. Aufgrund der geringeren Regenerierbarkeit im Alter verändert diese Erkrankung das gesamte Leben des Menschen nachhaltig. Insbesondere in dieser Situation hat die Familie die wichtige Funktion, die emotionale Gesundheit nicht durch eine Distanzierung zum Pflegebedürftigen weiter zu gefährden, als sie es, entsprechend den Umständen des Umzugs in eine Hausgemeinschaft, ohnehin schon ist. Die Familienmitglieder erhalten hierbei Unterstützung durch die Pflegenden.

Eine besondere Bedeutung hat die Familie für einen pflegebedürftigen Menschen mit Demenz. Diese Menschen bedürfen besonders der stabilen und emotional stützenden Beziehungen zu den ihnen bekannten und vertrauten Personen. Wir sind uns bewusst, dass insbesondere die meist schleichende, demenzielle Veränderung eines Familienmitgliedes die gesamte Familie stark belastet. Familien in dieser Situation wollen wir mit zusätzlichen Angeboten unterstützen.

Aufgrund dieser großen Bedeutung der Familie für die Bewohner unserer Einrichtung, wünschen wir uns, dass Angehörige Interesse an der Pflege zeigen und sich gegebenenfalls aktiv an der Pflege beteiligen. Es ist uns bewusst, dass die Beziehungen zwischen Familienangehörigen aufgrund der Familienbiografie möglicherweise sehr unterschiedliche Formen, Beteiligungen an der Pflege, bzw. konkrete Handlungen erforderlich machen. Es ist uns ein Anliegen, für alle an der Pflegesituation Beteiligten eine Kooperationsform zu finden, die allen Gesundheit ermöglicht.

Angebote für Familien sind:

Beratung

Allen pflegebedürftigen Menschen und ihren Familien stehen wir während der Beratungssprechstunden für alle Fragen, die Pflege betreffend, zur Verfügung. Bei Bedarf besucht eine Pflegefachkraft die Familie zu Hause. Bevor ein Familienmitglied in die Hausgemeinschaft umzieht, erhält die Familie Beratung in der häuslichen Umgebung des Pflegebedürftigen.

Veranstaltungen

In unserem Haus finden regelmäßige Veranstaltungen für Interessierte zu speziellen Themen der Altenpflege statt. Es sollen Menschen angesprochen werden, die sich innerhalb der Familie mit Pflegebedürftigkeit konfrontiert sehen oder eine Auseinandersetzung auf sich zukommen sehen. Eingeladen sind Menschen mit Pflegebedarf und Menschen, die andere pflegen oder sich über Aspekte der Pflege informieren möchten.

Insbesondere freuen wir uns über die Teilnahme von Angehörigen, aus deren Familien ein Mitglied in unserer Einrichtung angemeldet ist.

Unser regelmäßiges Angebot umfasst

- Informationsveranstaltungen in Form von Vorträgen, Referaten und Ausstellungen zu aktuellen Ereignissen, die unser Haus betreffen
- Fachreferate und -vorträge zu speziellen Themen der Altenpflege
- Gesprächskreise für pflegende Angehörige und Ehrenamtliche
- Fortbildungen zur Schulung pflegender Angehöriger
- Darstellung der Pflegetheorie und der Pflegekonzeption der Hausgemeinschaften St. Magnus, familien- und umweltbezogene Pflege, die Theorie des systemischen Gleichgewichtes,
- Leben mit Demenz
- Kommunikation mit Menschen mit Demenz
- Umzug in eine Hausgemeinschaft – was ist zu tun?
- Kann ich helfen? – Tipps und Tricks im Umgang mit Bekleidung und Pflegehilfsmitteln
- Weitere Veranstaltungen zu anderen Themen werden bei Bedarf oder auf Anfrage organisiert.

Ansprechpartner

Für jeden Bewohner und seine Familie wird ein fester Ansprechpartner (Bezugspflegefachkraft) benannt. Die Bezugspflegefachkraft ist für die Planung des Pflegeprozesses und die Koordination aller Leistungen der Einrichtung und anderer Therapeuten zuständig. Sie führt die Gespräche mit allen an der Pflege Beteiligten. Zu den Angehörigen von Bewohnern mit Demenz hält die Bezugspflegefachkraft besonders engen Kontakt.

Angehörigen-/Bewohnerbeirat

Unser Bewohnerbeirat setzt sich aus drei Bewohnern und drei Angehörigen von (ehemaligen) Bewohnern zusammen. Das Wahlverfahren richtet sich nach den Verordnungen des Wohn- und Teilhabegesetzes. Der Angehörigen- und Heimbeirat übernimmt verschiedene Aufgaben innerhalb der Einrichtung. […]

Räumlichkeiten

Das Haus ist baulich in vier Hausgemeinschaften mit je zwölf Bewohner-Zimmern (Einzelzimmer) und entsprechenden Funktionsräumen gegliedert. Eine der vier Wohngruppen setzt sich aus Bewohnern zusammen, die ausschließlich an körperlichen Einschränkungen leiden, die drei anderen Wohngruppen stehen Menschen mit demenziellen Veränderungen zur Verfügung. Von diesen drei Wohngruppen werden in einer Wohngruppe zwölf Menschen mit schwerster Demenz gepflegt. Wir sind uns bewusst, dass sich die Situation unserer Bewohner mit der Dauer ihres Lebens in unserem Haus verändern kann. Obwohl wir grundsätzlich einen Wechsel von Bewohnern von ihrer Wohngruppe in eine andere Wohngruppe vermeiden möchten, können wir uns Situationen vorstellen, in denen es nach der Abwägung aller Aspekte, die Einfluss auf die Situation haben,

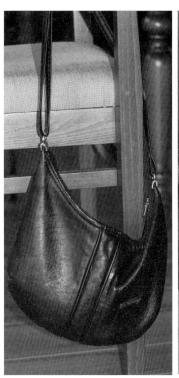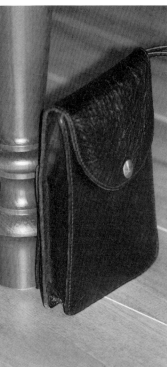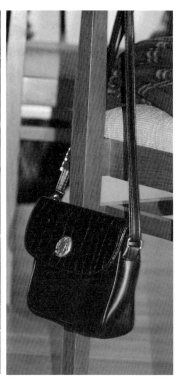

im Einverständnis mit der Familie im Interesse des Bewohners sein kann, einen Umzug in eine andere Wohngruppe vorzunehmen.

Jede Hausgemeinschaft verfügt über eine gemeinsame Küche und einen Gemeinschaftsraum, der allen Bewohnern und ihren Familien zur Verfügung steht.

Darüber hinaus steht eine Drei-Zimmer-Wohnung mit Küche und Bad für Familien zur Verfügung. Diese Räume sind für Familien vorgesehen, die familiäre Traditionen pflegen wollen, wie zum Beispiel das Feiern von Festen, oder die in ungestörter Atmosphäre Besuche empfangen wollen. Diese Räume können auch genutzt werden, wenn eine Familie ihren sterbenden Angehörigen begleiten möchte. Die Nutzung dieser Räume kann durch die Bezugspflegefachkraft organisiert werden.

Für ungestörte Gespräche können verschiedene Räume als Besprechungsräume genutzt werden.

4.3.5
Pflegesystem und Dienstplanungskonzept

Wir haben unseren Pflegebereich im System der Gruppenpflege organisiert und sind bestrebt, unser Pflegesystem nach Aspekten des Primary Nursing weiter zu entwickeln.

Das Haus verfügt über zirka 21 volle Stellen im Pflegebereich und wird von einer vollzeitbeschäftigten Pflegedienstleitung geführt. Die Mitarbeiter sind entsprechend der Darstellung in Tabelle 4-1 den einzelnen Hausgemeinschaften zugeordnet.

Die Dienstplanung unserer Einrichtung geschieht bewohnerbezogen und wird «Pflegeeinsatzplan» genannt. In der Praxis unterscheiden sich unsere Pflegeeinsatzpläne dadurch, dass nicht die Mitarbeiter mit den zu leistenden Diensten aufgeführt werden, sondern die Pflegezeiten der Bewohner den entsprechenden Mitarbeitern gruppenbezogen zugeordnet werden (s. Tab. 4-2). Diese Darstellung ermöglicht es uns, Pflegeleistungen, die durch die Familie oder andere Therapeuten erbracht werden, in unsere personelle Planung mit einzubeziehen. Diese Pläne werden wochenbezogen erstellt und orientieren sich an den Pflegeplänen der Bewohner. Zur leichteren Übersicht der Dienstplanung der Mitarbeiter wird nach Fertigstellung der Pflegeeinsatzpläne ein herkömmlicher Dienstplan erstellt, der die Pflegeleistungen mitarbeiterbezogen zusammenfasst.

Tabelle 4-1: Zusammensetzung der Pflege- und Betreuungsteams

	Bezugspflegekraft (kompetente o. erfahrene Pflegende)[1]	1. stellvertretende Bezugspflegekraft (kompetente Pflegende o. fortgeschrittene Anfängerin)[2]	2. stellvertretende Bezugspflegekraft	zugeordnete Alltags-begleiter
Hausgemeinschaft 1	Frau A. (90 %[3])	Frau B. (90 %)	Frau I. (50 %)	Frau M. (50 %) (PFK) Frau N. (50 %) Frau O. (50 %) Frau D. (15 %) Frau E. (15 %)
Hausgemeinschaft 2	Frau C. (90 %)	Frau D. (90 %)	Frau J. (50 %)	Frau P. (50 %) (PFK) Frau R. (50 %) Frau S. (50 %) Frau F. (50 %) Frau G. (15 %) Frau H. (15 %)
Hausgemeinschaft 3	Frau E. (90 %)	Frau F. (90 %)	Frau K. (50 %)	Frau T. (50 %) (PFK) Frau U. (50 %) Frau V. (50 %) Frau W. (50 %) Frau G. (15 %) Frau H. (15 %)
Hausgemeinschaft 4	Frau G. (90 %)	Frau H. (90 %)	Frau L. (50 %)	Frau W. (50 %) Frau Z. (50 %) Frau A. (50 %) Frau V. (50 %) Frau G. (15 %)

---

1 vgl. Benner, 1994, 45 ff.
2 vgl. Benner, 1994, 45 ff.
3 Anteil des Beschäftigungsumfangs einer Vollzeitbeschäftigung

Tabelle 4-2: Pflegeeinsatzplan Hausgemeinschaft 1 St. Magnus 14. KW

Montag, den																							
Bewohner	7	8	9	10	11	12	13	14	15	16	17	18	19	20	21	22	23	24	1	2	3	4	5	6
Hermine Meiners																								
Maria Weiner																								
[...]																								
[...]																								
[...]																								
Richard Goldschmitt																								
Margaret Wächter																								
Elsa Meier																								

Dienstag, den																							
Bewohner	7	8	9	10	11	12	13	14	15	16	17	18	19	20	21	22	23	24	1	2	3	4	5	6
Hermine Meiners																								
Maria Weiner																								
[...]																								
[...]																								
[...]																								
Richard Goldschmitt																								
Margaret Wächter																								
Elsa Meier																								

Mittwoch, den																							
Bewohner	7	8	9	10	11	12	13	14	15	16	17	18	19	20	21	22	23	24	1	2	3	4	5	6
Hermine Meiners																								
Maria Weiner																								
[...]																								
[...]																								
[...]																								
Richard Goldschmitt																								
Margaret Wächter																								
Elsa Meier																								

Donnerstag, den																							
Bewohner	7	8	9	10	11	12	13	14	15	16	17	18	19	20	21	22	23	24	1	2	3	4	5	6
Hermine Meiners																								
Maria Weiner																								
[...]																								
[...]																								
[...]																								
Richard Goldschmitt																								
Margaret Wächter																								
Elsa Meier																								

Freitag, den

Bewohner	7	8	9	10	11	12	13	14	15	16	17	18	19	20	21	22	23	24	1	2	3	4	5	6
Hermine Meiners																								
Maria Weiner																								
[...]																								
[...]																								
[...]																								
Richard Goldschmitt																								
Margaret Wächter																								
Elsa Meier																								

Samstag, den

Bewohner	7	8	9	10	11	12	13	14	15	16	17	18	19	20	21	22	23	24	1	2	3	4	5	6
Hermine Meiners																								
Maria Weiner																								
[...]																								
[...]																								
[...]																								
Richard Goldschmitt																								
Margaret Wächter																								
Elsa Meier																								

Sonntag, den

Bewohner	7	8	9	10	11	12	13	14	15	16	17	18	19	20	21	22	23	24	1	2	3	4	5	6
Hermine Meiners																								
Maria Weiner																								
[...]																								
[...]																								
[...]																								
Richard Goldschmitt																								
Margaret Wächter																								
Elsa Meier																								

Es wird mittels Initialien eingetragen, welche Mitarbeiterin zu welcher Zeit welche Bewohnerin pflegt.

Pflegerische Maßnahmen, die durch Angehörige ausgeführt werden, werden mit einem grünen F zur entsprechenden Zeit gekennzeichnet.

Andere therapeutische Maßnahmen werden mit
KG   Krankengymnastik
ET   Ergotherapie
LP   Logopädie
A   Arztbesuche
gekennzeichnet.

Dienstplanungskonzept

Zielsetzung

Zur Dienstplanung gehören sowohl die Dienstzeiten, die sich an der Tagesstruktur des täglichen Ablaufes – und damit an den Bedürfnissen der Bewohner – orientieren, als auch die Einsatzplanung und Urlaubsplanung der Mitarbeiter in allen Bereichen.

Durch die Dienstplanung kann entscheidender Einfluss sowohl auf die Qualität und das Sicherstellen von Pflegequalität als auch auf das Spannungsfeld Bewohner- versus Mitarbeiterinteressen genommen werden.

Durch das Dienstplanungskonzept sollen transparente Rahmenbedingungen vereinbart werden, die allen Beteiligten Sicherheit vermitteln und die Umsetzbarkeit der geplanten Dienste erhöht.

Mit einer adäquaten Dienstplanung sollen folgende Ziele erreicht werden (die Priorität richtet sich nach der Reihenfolge):

1. Es soll ein kontinuierlicher Tagesrhythmus der Bewohner sichergestellt werden, der sich an den Lebensgewohnheiten und dem individuellen Pflegebedarf der Bewohner orientiert.
2. Gesetzliche Vorgaben müssen eingehalten werden (JuschuG, MuschuG, ArbzeitG, AVR, SGB XI, …).
3. Die Bedürfnisse der Bewohner sollen möglichst zeitnah erfüllt werden.
4. Berücksichtigung von unterschiedlichsten Mitarbeiterinteressen.

Das Erreichen dieser Ziele ist nur durch eine entsprechende Kontinuität in Quantität und Qualität der personellen Besetzung rund um die Uhr möglich.

Folgende Bedingungen müssen erfüllt werden:

- Leistungsbeschreibung, die sich an der realen Gesamtarbeitszeit orientiert
- flexible Mitarbeiter (keine festen Arbeitszeitzusagen, keine feste Zusage zum Arbeitsort/Hausgemeinschaft)
- flexibles Arbeitszeitmodell, das sicherstellt:
  - dass unterschiedliche Arbeitsspitzen rund um die Uhr personell abgedeckt werden können
  - dass auf personelle Ausfälle kurzfristig reagiert werden kann
  - dass Mitarbeiter im Rahmen ihrer dienstvertraglich vereinbarten Arbeitszeit eingesetzt werden bzw. Mitarbeiter gleichmäßig zu Mehrarbeit herangezogen werden
- ein angemessener Anteil an Teilzeitbeschäftigten und Aushilfen.

Pflegesystem und Pflegekonzept

Die Pflegekonzeption unserer Einrichtung orientiert sich an der familien- und umweltbezogenen Pflege Friedemanns.

Kongruenz und damit Gesundheit steht in Beziehung mit den Interaktionen der Menschen, die in einer Wohngemeinschaft leben und arbeiten. In gewachsenen Beziehungen ist es möglich, Verhaltensweisen in den vier Prozessdimensionen zu unterstützen und zu fördern, hierzu ist Wissen über den Pflegeplan der Bewohner nötig. Um sicherzustellen, dass informierte Mitarbeiter, die den Bewohnern vertraut sind, in ihrer Hausgemeinschaft eingesetzt werden, streben wir an, unsere Personaleinsatzplanung im Sinne einer Bezugspflege zu organisieren.

Bezugspflegekräfte haben in der Funktionsbeschreibung «Bezugspflegekraft» definierte Aufgaben- und Verantwortungsbereiche. Alltagsbegleiter sollen in erster Linie in stets derselben Hausgemeinschaft eingesetzt werden.

Verantwortlichkeiten

Die verantwortliche Pflegefachkraft (PDL) erstellt den monatlichen/vierwöchigen Dienstplan auf der Basis der Pflegeeinsatzpläne der jeweiligen Hausgemeinschaften.

Die verantwortliche Pflegefachkraft erstellt die jährliche Urlaubsplanung. Die Urlaubsplanung gilt erst dann als genehmigt, wenn sie von der Geschäftsführung abgezeichnet wurde.

Die verantwortliche Pflegefachkraft verantwortet die Dienstplanung. Dienstpläne gelten dann als genehmigt, wenn sie von der PDL abgezeichnet wurden.

Nur die PDL und die Bezugspflegekräfte nehmen Änderungen in den Dienstplänen vor.

Die Verwaltungsmitarbeiterin ist für die Auswertung des Dienstplanes in Bezug auf Ausfallzeiten, Mehrarbeits- und Überstunden verantwortlich.

Die Mitarbeiter sind verpflichtet sicherzustellen, dass sie den für sie geplanten Dienst pünktlich einhalten und Arbeitsunfähigkeit unverzüglich mitteilen.

Durch das Handzeichen der Mitarbeiter am Anfang des Dienstplanes wird eine aktuelle Handzeichenliste vorgehalten. Alle Mitarbeiter sind verpflichtet, ihr Handzeichen schnellstmöglich auf dem Dienstplan einzutragen.

Mitarbeiter tragen Verantwortung für die Kontrolle ihres persönlichen Arbeitszeitkontos. Reklamationen für Dienste, die länger als sechs Monate zurückliegen, können nicht berücksichtigt werden.

Spätestens bis donnerstags ist der konkrete Wochenenddienstplan durch das diensthabende Pflegeteam zu erstellen. Freitags wird der Wochenenddienstplan durch die PDL genehmigt, gegebenenfalls geändert und abgezeichnet bzw. die Vorplanung in den Dienstplan übertragen.

Dienstvereinbarungen

Mobilzeitvereinbarung nach Anlage 5/5a AVR

Personelle Besetzungen

Dienstzeiten

Es wird in der 6-Tage-Woche geplant. Dabei wird eine gleichgewichtige personelle Besetzung für den Tagesdienst angestrebt.

Die Personaleinsatzplanung berücksichtigt jahreszeitliche Besonderheiten, wie zum Beispiel einen Sommer- und Winterdienstplan. Für Veranstaltungen innerhalb und außerhalb der Einrichtung muss durch die Dienstplanung ein reibungsloser Ablauf sichergestellt werden. Bei der Planung ist weiterhin zu berücksichtigen, dass bei Anleitung von Auszubildenden der Pflege und Einarbeitung neuer Mitarbeiter die Mentoren im gleichen Dienst geplant werden. Besprechungszeiten und Qualitätszirkelarbeit, Pflegeplanung und -dokumentation werden bei der Dienstplanung berücksichtigt. Pro Schicht sind vier Pflegefachkräfte und vier Alltagsbegleiter einzuplanen.

Mit folgenden Dienstzeiten wird geplant:

21.15–07.00   N (Nachtdienst)
06.30–09.00   F2 (kurzer Frühdienst)
09.00–17.00   T (Tagesdienst)
07.00–14.30   F1 (Frühdienst)
14.30–21.30   S1 (Spätdienst)
11.00–13.00   M (Mittagsdienst)
17.00–21.30   S2 (kurzer Spätdienst)
21.30–06.30   RB (Rufbereitschaft)

Nachtdienst

2,19 Stellen werden zur Besetzung des Nachtdienstes benötigt. In jeder Nacht ist eine Pflegefachkraft von 21.15–7.00 Uhr übergreifend für alle vier Hausgemeinschaften anwesend. In Krisensituationen kann die Nachtwache eine weitere Pfle-

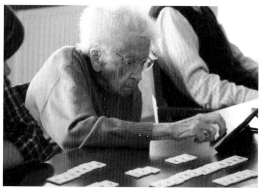
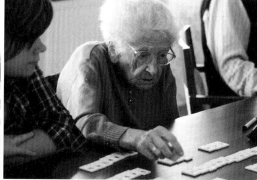

gekraft telefonisch zum Dienst rufen, die solange mitarbeitet, wie es die Situation erfordert.

Der Nachtdienst wird durch drei Dauernachtwachen geleistet, die zwischen sechs und vierzehn Nächten pro Monat die Pflege übernehmen. Der Nachtdienst ist überwiegend funktionsbezogen organisiert. Aus diesem Grund sind wir bemüht, die Anzahl der Dauernachtwachen auf drei Personen zu begrenzen, um die Bewohner nicht mit unnötig vielen Mitarbeitern zu konfrontieren.

Tagesdienst

Im Tagesdienst arbeiten 34 Mitarbeiter mit unterschiedlichem Beschäftigungs-umfang. Zirka 60 % (zurzeit 15 Mitarbeiter mit einem Stellenumfang von 10,7 Stellen) der Pflegenden im Tagesdienst hat ein Examen als Altenpflegerin oder Krankenschwester und zählt damit zu den Pflegefachkräften. Acht Mitarbeiter (Pflegefachkräfte) sind Bezugspflegekräfte, d. h. sie fungieren als Ansprechpart-ner für jeweils 12 Bewohner und ihre Familien. Diese Mitarbeiter haben seit ihrem Examen weitere Erfahrungen und Kompetenzen gewonnen, sodass sie nach Benner (1994, 45 ff.) als «kompetente», bzw. «erfahrene» Pflegende bezeichnet werden können. Die Bezugspflegekräfte sind für die Planung des Pflegeprozesses, für die Durchführung oder die Anleitung der durchführenden Angehörigen und Mitarbeiter verantwortlich. Die fachliche Beratung und Anleitung der Mitarbei-ter, die im Sinne der Personalentwicklung gefördert werden, um langfristig die Funktion der Bezugspflegekraft übernehmen zu können, wird ebenfalls von den Bezugspflegekräften gewährleistet.

19 Mitarbeiter (entsprechen 7,15 Stellen) haben keine pflegerische oder aber eine Pflegehelfer-Ausbildung und sind jeweils einer Hausgemeinschaft zugeord-net. Die Aufgaben der Mitarbeiter aller Funktionen sind in entsprechenden Funk-tionendiagrammen (Staehle 1994, 705 f.) geregelt. Die Stellvertreter übernehmen während der Abwesenheit, des Urlaubs oder Erkrankungen der Bezugspflegefach-kraft deren Funktion.

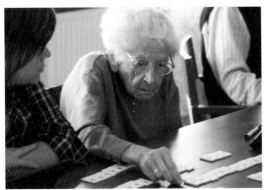
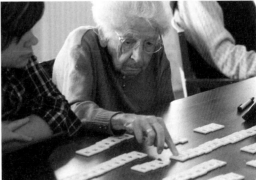

Dienstzeitvereinbarungen mit Mitarbeitern

Vertraglich vereinbarte Arbeitszeitzusagen gibt es nicht. Mitarbeiterwünsche werden berücksichtigt, soweit es der betriebliche Ablauf zulässt. Es wird von allen Mitarbeitern erwartet, alle Dienstzeiten nach entsprechender Vorplanung leisten zu können.

Prioritäten der Leistungen

Bei einer minimalen Besetzung können nicht alle Leistungen in gleichem Umfang erbracht werden wie bei einer normalen Besetzung.

Folgende Regelungen sollen sicherstellen, dass bei einer geringeren personellen Besetzung nicht jeder Mitarbeiter nach eigenem Gutdünken Leistungen reduziert. Die Priorisierung ist das Ergebnis eines Verhandlungsprozesses innerhalb der Einrichtung, die Leistungen (und die Arbeitsbelastung) den personellen Gegebenheiten anzupassen ohne eine eventuelle Reduzierung der Qualität der Leistungen dem Zufall zu überlassen.

Die aufgeführten Tätigkeitsbereiche dienen als Diskussionsgrundlage:

- therapeutische Pflegemaßnahmen
- Medikamente
- kompensatorische Pflegemaßnahmen
- Speisenversorgung
- Angehörigengespräche
- Pflegeprozessplanung und -dokumentation
- Materialbestellungen
- Wäscheversorgung
- Reinigungsarbeiten
- Begleitung zu Arztbesuchen
- Veranstaltungen
- Fort- und Weiterbildungen.

Bei minimaler Besetzung entscheidet die Pflegedienstleitung über Maßnahmen der Anpassung der Arbeitsorganisation. Sie entscheidet, ob weitere Mitarbeiter oder Angehörige zur Mitarbeit verpflichtet werden müssen.

Pausenregelung

Die Arbeitspausen dienen der Regeneration und sind von den Mitarbeitern daraufhin frei zu gestalten. Mitarbeiter sind aufgrund des Arbeitszeitgesetzes zur Einhaltung der vorgegeben Pausen verpflichtet. Geplante Pausen können nicht in Freizeit abgegolten werden. Sollte es aus betrieblich zwingenden Gründen nicht möglich sein, die Pause zu nehmen, muss die Begründung hierfür im Stundennachweis eingetragen werden. Pro Schicht wird ein Pausenkorridor/Pausenfenster festgelegt.

Im Frühdienst kann zwischen 09.00 Uhr und 10.00 Uhr Pause genommen werden.

Im Spätdienst kann zwischen 17.00 Uhr und 18.00 Uhr Pause genommen werden.

Im Nachtdienst kann leider keine Pause gewährt werden. Raucherpausen außerhalb der regulären Pausenkorridore sind nicht möglich. Die Pause darf nicht in der Hausgemeinschaft verbracht werden. Der Pausenraum des Seniorenzentrums kann genutzt werden.

Hausgemeinschaftenübergreifend ist darauf zu achten, dass immer eine Pflegefachkraft im Dienst ist. Diese Organisation regeln die Mitarbeiterteams eigenständig.

Krankheitsausfall

Arbeitsunfähigkeit ist schnellstmöglich (auch bei den nachtdiensthabenden Mitarbeitern) nach Auftreten bei der PDL zu melden. Eine ärztliche Arbeitsunfähigkeitsbescheinigung ist bis spätestens ab dem dritten Tag der Arbeitsunfähigkeit vorzulegen, es sei denn, dass abweichende, individuelle Regelungen zwischen Leitung und Mitarbeiter vereinbart sind. Am letzten Tag der bescheinigten Arbeitsunfähigkeit hat sich der Mitarbeiter bis 10.00 Uhr zu melden, um den weiteren Dienst abzusprechen.

Ersatzbeschaffung bei Krankheit

Arbeitszeitmodell zur Kompensation kurzfristiger Ausfälle durch Krankheit

Ziele:

- Kontinuität der personellen Besetzung durch kurzfristige Kompensation von Krankheitsausfällen ohne großen telefonischen Aufwand betreiben zu müssen
- gerechte Verteilung von kurzfristig zu übernehmenden Diensten durch Krankheitsausfall (es springen nicht immer die gleichen, besonders hilfsbereiten Mitarbeiter ein) und damit gerechte Verteilung der zusätzlichen Belastung durch kurzfristig geplante Dienste

Bedingungen:

- Zirka 80 % der Mitarbeiter sind teilzeitbeschäftigt.
- Mit der Dienstgemeinschaft wurde ein flexibles Arbeitszeitmodell vereinbart.
- Kriterien/Regeln (Minimal-/Normal-Besetzung) zum Einsatz des rufbereiten Mitarbeiters
- Die Rufbereitschaft wird entweder im Rahmen der 12,5 %-Regelung vergütet oder in Freizeit gewährt.

Planung:

- Im Jahresplan werden den teilzeitbeschäftigten Mitarbeitern entsprechend ihrem Beschäftigungsumfang (s. Tab. 4-3) Kalenderwochen der Rufbereitschaft zugeordnet und farblich markiert. Je nach Anteil der TZ-Mitarbeiter und ihrem individuellen Beschäftigungsumfang zirka eine bis zwei Wochen pro Jahr.
- Rufbereitschaft bedeutet, dass dieser Mitarbeiter der Nachtwache in Krisensituationen zur Verfügung steht. Darüber hinaus kann er bis zur vereinbarten Zeit am Morgen zum Dienst geordert werden. Meldet sich ein Mitarbeiter des Frühdienstes bei der Nachtwache krank, ruft die Nachtwache den rufbereiten Mitarbeiter zum Dienst.
- Dem Mitarbeiter steht ein «Rufbereitschafts-Handy» zur Verfügung, um die Mobilität und Flexibilität trotz Rufbereitschaft zu erhöhen. Der Mitarbeiter muss sicherstellen, dass er in angemessener Zeit den Dienst aufnehmen kann.
- Während der Rufbereitschaftswoche wird der Mitarbeiter nicht zu Diensten eingeteilt, allerdings sollte er sich soviel Flexibilität im privaten Bereich erhalten, dass er zum Früh- oder Spätdienst zur Verfügung steht.
- Um enorme Überstunden zu vermeiden, ist der Dienstplan im Jahresverlauf so zu gestalten, dass der Mitarbeiter bestenfalls mit einem Anteil an Minusstunden in die Woche der Rufbereitschaft geht.

Kriterien zum Ordern eines rufbereiten Mitarbeiters für den Tagdienst:

- nicht bei normaler Besetzung
- bei Unterschreitung der Minimalbesetzung
- am dritten Tag in Folge mit Minimalbesetzung
- Ausnahmen: Berücksichtigung der Bewohner-Struktur (sind Bewohner im Krankenhaus, Sterbende).

Zeit ist eine der wichtigsten Ressourcen unserer Arbeit, mit der wir sparsam und bedacht umgehen müssen. So ist in Zeiten, in denen weniger Arbeit anfällt (z. B. mehrere Bewohner im Krankenhaus) die Normalbesetzung zu überdenken, gegebenenfalls zu reduzieren.

Umgekehrt kann in Situationen extremer Arbeitsbelastung (z. B. sterbende Bewohner, Grippewelle) die Normalbesetzung erhöht werden müssen. In diesem Fall kann der rufbereite Mitarbeiter nach Zustimmung der PDL eingesetzt werden.

Urlaubsregelung

Der gesamte Urlaubsanspruch aller Mitarbeiter des Kalenderjahres wird verplant.

Das Urlaubsjahr ist das Kalenderjahr. Ein «Aufheben» von Resturlaub für das kommende Jahr ist nur aus betrieblichen Gründen möglich.

Es müssen mindestens drei und es können höchstens vier Mitarbeiter (ein Mitarbeiter pro Hausgemeinschaft) gleichzeitig Urlaub nehmen. Es dürfen höchstens

Tabelle 4-3: Arbeitszeitkorridore im flexiblen Arbeitszeitmodell

Beschäftigungsumfang	Plusstunden	Minusstunden	Rufbereitschaftswochen
100 %	40	40	keine
90 %	55	55	1
70 %	70	70	1
50 %	95	95	bis zu 2
geringfüg. Besch.	nach Vereinb.	nach Vereinb.	1

2,8 Stellen durch Urlaub unbesetzt sein. Wenigstens 2,2 Stellen müssen stets durch Urlaub unbesetzt sein. Die Urlaubsstellen sind auf der Grundlage berechnet, dass das Urlaubsjahr das ganze Kalenderjahr umfasst. Es können nur ganze Urlaubswochen verplant werden (Ausnahme Resturlaub), um Überschneidungen (auch von wenigen Tagen) zu vermeiden.

Bei Konflikten für die Gewährung von Urlaub werden folgende Kriterien (mit dieser Priorität) festgelegt:

1. Unter Mitarbeitern, die in einem gemeinsamen Haushalt mit schulpflichtigen Kindern bis 16 Jahre leben, werden die Schulferien (Oster-, Sommer-, Pfingst-, Herbst-, Weihnachtsferien) aufgeteilt.
2. Mitarbeiter, deren (Ehe)Partner vorgegebene Betriebsferien bekommen
3. Ältere Mitarbeiter haben Vorrang.
4. Aufgrund längerer Betriebszugehörigkeit wird Urlaub gewährt.
5. aufgrund individueller Vereinbarungen zum Zwecke der Weiterbildung.

Nach Absprache mit der Geschäftsführung ist es auch während der Probezeit möglich, Urlaub zu nehmen. Der Urlaubsplan für das folgende Jahr ist am 15. Dezember fertiggestellt, die Planungen (Möglichkeit, Urlaubswünsche abzugeben) beginnen in der 45. Kalenderwoche. Jeder Mitarbeiter kann an sechs Samstagen oder Sonntagen Urlaub nehmen. Der Urlaubsplan ist als verbindlich zu betrachten, wenn er die genannten Anforderungen erfüllt und durch die Geschäftsführung schriftlich genehmigt wurde.

Rufbereitschaft

Die Rufbereitschaft wird pro Nacht mit 1,06 Stunden Arbeitszeit abgegolten.

Schriftliche Dokumentation/Dienstplanungsprozess

Die Dienstplanung muss den vorgegebenen Kriterien entsprechen.

Spätestens 14 Tage vor Ablauf des aktuellen Dienstplans sollte der neue Dienstplan aushängen.

Aus dem Dienstplan geht hervor:

- wer geplant hat
- welcher Zeitraum geplant wurde
- wann der Plan ausgehängt wurde
- mit welchen Mitarbeitern (Vor- und Zuname; Qualifikation und Stellenumfang) geplant wurde
- Saldo der Arbeitszeitkonten für jeden Mitarbeiter.

Eintragungen müssen leserlich und nachvollziehbar sein, nicht mit Bleistift geschrieben, kein Tipp-Ex, nichts überkleben, nichts schwärzen.

Die quantitative und qualitative Besetzung muss nachvollziehbar sein, d. h. bei Plus- und Minusstunden müssen Beginn bzw. Ende, die von der eingetragenen Dienstzeit abweichen, mit Uhrzeit eingetragen werden. Jeder Mitarbeiter ist selbst dafür verantwortlich, dass entsprechende Plus- und Minusstunden durch die PDL im Dienstplan verzeichnet werden. Das Original der Vorplanung wird im Ordner «Dienstpläne» im Büro der PDL archiviert. Die abgelaufenen Dienstpläne werden von der Verwaltungsmitarbeiterin nach folgenden Kriterien ausgewertet:

- Krankheitsausfall
- Mehrarbeit- und Überstunden
- Urlaub.

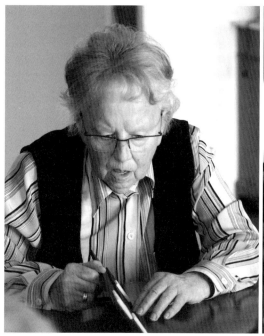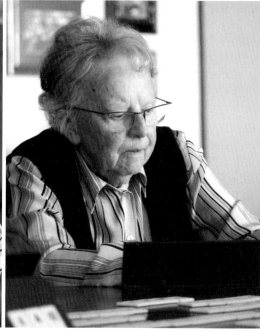

4.3.6
Pflegeprozessplanung und Pflegedokumentation

Als wesentliches Merkmal professioneller Pflege gilt die Planung des Pflegeprozesses mit dem Pflegebedürftigen und seiner Familie.

Definition
Pflegeplanung ist zu verstehen als ein

«[...] äußerst dynamischer zwischenmenschlicher Prozess, der uns andauernd und auf allen Ebenen fordert. Um dieser Anforderung besser gerecht zu werden, können wir uns einer wissenschaftlich anerkannten und im Pflegealltag reell durchführbaren Denkstrategie, der des Krankenpflegeprozesses, bedienen. Ihre Fundierung liegt in der Systemtheorie, der Entscheidungstheorie sowie der Kybernetik. Allen drei Theorien liegt ein systematisches Bearbeiten eines Problems zugrunde, dem ein zielgerichtetes Handeln folgt. Krankenpflege so betrachtet wird nicht mehr der bloßen Intuition überlassen, sondern sie wird zur überlegten, zielgerichteten, geplanten und individuell angepassten Handlungsweise» (Juchli 1983, 76).

In den Gemeinsamen Grundsätzen und Maßstäben zur Qualität und Qualitätssicherung vom 7. März 1996 wird gefordert, dass sich die Arbeit der professionellen Pflege nachweislich am Handlungsmodell des Pflegeprozesses zu orientieren

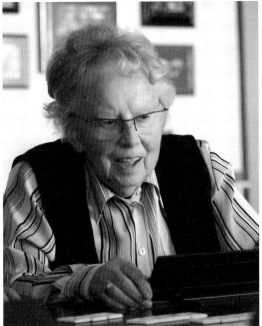
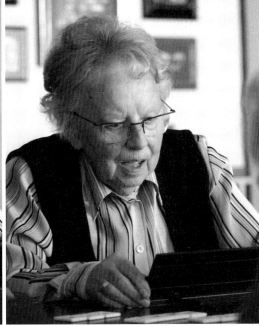

hat. Der Pflegeprozess beschreibt und begründet (durch den Bezug auf eine pflegetheoretisch fundierte Pflegekonzeption) die inhaltliche Ausgestaltung der professionellen, individuellen Pflege. Durch die Dokumentation des Pflegeprozesses wird Pflege transparent, nachvollziehbar und die Wirkung der Pflegeinterventionen überprüfbar.

Anhand der erhobenen Informationen über den Pflegebedürftigen und seine Familie werden Leistungen der Pflege geplant. Sollten Probleme entstehen, die sich durch pflegerische Maßnahmen lösen lassen, werden gemeinsam mit dem Bewohner und seinen Angehörigen Ziele und entsprechende Maßnahmen vereinbart. Nach der Durchführung der geplanten Maßnahmen wird deren Wirkung gemeinsam überprüft.

Pflegeprozessplanung in der Langzeitpflege
Aufgrund der Forderung des Pflegeversicherungsgesetzes nach Leistungserbringung, die sich an anerkanntem Stand medizinisch-pflegerischer Erkenntnisse (§ 28 (3) SGB XI) orientiert, haben wir uns für das Verfahren zur Pflegeprozessplanung und -dokumentation gemäß dem Forschungsbericht 261: Die Bedeutung des Pflegeplans für die Qualitätssicherung in der Pflege des Bundesministeriums für Gesundheit entschieden (Höhmann et al. 1996).

Bedeutung und Bedingungen
Die Pflegeprozessplanung und -dokumentation dient als Nachweis unserer professionellen Pflege. Durch die Dokumentation der uns zur Verfügung stehenden Informationen, der geplanten und erbrachten pflegerischen Interventionen sowie der Bewertung ihrer Wirksamkeit ist unser Pflegeverständnis nicht nur in der konkreten täglichen Beziehung zwischen Mitarbeitern und Bewohnern und ihren Familien spürbar, sondern auch für Dritte nachvollziehbar. Sie ist zentrales Element des Qualitätsnachweises der von uns erbrachten Pflegeleistungen. Uns ist bewusst, dass das Dokumentationssystem dem Medizinischen Dienst der Krankenversicherung (MDK) als Grundlage zur Erhebung des Pflegebedarfes dient. Aus diesem Grund werden Daten erhoben, deren Erfassung im Sinne des Pflegekonzeptes nicht oberste Priorität zukommt, aber die die Einstufung durch den MDK in eine der Pflegestufen nach SGB XI erleichtern. Die notwendigen Bedingungen zur konsequenten Nutzung des Planungs- und Dokumentationsinstrumentes stellen wir durch folgende Faktoren sicher:

- Einführung aller Pflegemitarbeiter in die Nutzung des Systems
- Bereitstellung aller notwendigen Materialien
- Schulungen in der Anwendung der Pflegeprozessplanung
- umfassende Information und Klassifikation der systemischen Prozesse mit dem Bewohner und der Familie beim Heimeinzug
- Zeit/Übergaben für Planungsgespräche und Dokumentation
- Fallbesprechungen.

Das im Rahmen des oben genannten Forschungsberichts entwickelte Formularwesen zur Pflegeplanung und -dokumentation erfüllt die konzeptionellen (Kompatibilität mit der Pflegekonzeption) und rechtlichen Anforderungen, die an ein solches Instrument zu stellen sind, wie

- Erfassung und Berücksichtigung der Bewohnerperspektive
- Erfassung der Perspektive der Bezugspersonen
- pflegetheoretischer Bezug
- lückenlose, systematische Darstellung des Pflegeverlaufs
- keine Doppeldokumentation
- Erfüllung der Nachweispflicht (haftungsrechtlich).

Dieses Planungs- und Dokumentationssystem lässt sich mit den von Friedemann beschriebenen Schritten des Pflegeprozesses vereinbaren. Friedemann führt neun Schritte des Pflegeprozesses auf, die auch getauscht werden können bzw. zeitgleich stattfinden können:

K lassifizieren der systemischen Prozesse innerhalb der vier Prozessdimensionen
O ffen die Theorie erklären und die systemischen Prozesse erklären
N achforschen, welche Änderungen stattfinden sollen
G utheißen der nützlichen Handlungen
R epetieren und Verstärken der nützlichen Handlungen
U mlernen der mangelhaften Handlungen
E xperimentieren mit neuen Handlungen
N ützlichkeit und Erfolg der Änderungen prüfen
Z usprechen, ermuntern, loben
(Friedemann/Köhlen 2003, 52).

Die Durchführung der einzelnen Schritte des Pflegeprozesses lässt sich anhand des Dokumentationssystems nachvollziehen.

Formularwesen
Alle Formulare befinden sich als **verkleinerte Kopiervorlagen im Anhang dieses Buches**. Die Reihenfolge der Blattnummerierung ergibt sich aus der Heftung in Hängeregistern.

Stammblatt (Abb. 4-1)
Es enthält pflegerelevante und verwaltungsrelevante, langfristig gültige Daten. Die Daten werden bei der Anmeldung und beim Erstgespräch vor dem Einzug in die Einrichtung erhoben und gegebenenfalls fortlaufend ergänzt.

Medikamentenblatt (Abb. 4-2)
Es enthält die Medikamente aller Darreichungs- und Applikationsformen, die ein Bewohner zu sich nimmt.

Datenerhebung und Klassifizierung der systemischen Prozesse
(Abb. 4-3 bis 4-16)

Vor dem Beginn der Pflegebeziehung führt eine Pflegefachkraft das «Erstgespräch» mit dem neuen Bewohner. Wenn es möglich ist, findet dieses Gespräch in der eigenen Häuslichkeit des Bewohners oder aber im Krankenhaus statt. Um im ersten Schritt der Klassifizierung der systemischen Prozesse die Situation des pflegebedürftigen Menschen in Bezug auf die Stabilität/Instabilität in den vier Zieldimensionen zu erfassen, bieten sich Fragen zu den entsprechenden Prozessdimensionen Systemerhaltung (SE), Kohärenz (K), Individuation (I) und Systemänderung (SÄ) an. Da sich die Informationen nicht ausschließlich in nur eine Prozessdimension sortieren lassen und um den Gesprächsverlauf «rund» gestalten zu können, sind die Hinweise auf die Prozessdimensionen in Klammern, hinter den Fragen, angegeben.

Die erhobenen Informationen werden gesondert nach Aussagen des Bewohners (B) und Aussagen der Bezugsperson(en) (Bp) gekennzeichnet. Zu Beginn des Gespräches werden die teilnehmenden Personen namentlich erfasst. Der (zukünftige) Bewohner und seine Angehörigen werden darauf hingewiesen, dass sie es selbst entscheiden, welche Informationen sie über sich weitergeben. Alle erhobenen Informationen werden durch die Pflegefachkraft in die dafür vorgesehenen Formulare eingetragen. Während des Gespräches ergibt sich die Notwendigkeit, die Theorie des systemischen Gleichgewichts anhand der eingefügten Grafik zu erläutern und nachzuforschen, welche Veränderungen stattfinden sollen.

1. Welche Fähigkeiten/Gewohnheiten und/oder Probleme haben Sie im Bereich der Kommunikation (Sprechen, Hören, Sehen, Mimik, Gestik, Schreiben, Lesen) (SE)?
2. Welche Fähigkeiten/Gewohnheiten und/oder Probleme haben Sie im Bereich der Orientierung, des Gedächtnisses, Konzentration (SE, SÄ)?
3. Welche Fähigkeiten/Gewohnheiten und/oder Probleme haben Sie in den Bereichen Herz-Kreislauf, Atmung, Stoffwechsel? Benutzen Sie Hilfsmittel? (SE)
4. Soziogramm
   - Welche Personen stehen Ihnen so nah, dass Sie sie zu Ihrer Familie zählen?
   - Zu wem haben Sie besonders enge Bindungen? Auf wen können Sie sich verlassen? (Personen mit 2 kennzeichnen)
   - Um welche Art von Beziehungen handelt es sich? Was verbindet Sie? (zu den Personen schreiben)
   - Gibt es Menschen, denen Sie gerne näher wären? (Personen mit 4 kennzeichnen)
   - Gibt es Menschen, mit denen Sie nicht so gut zurechtkommen? (Personen mit 5 kennzeichnen)
5. Wie beschreiben Sie Ihre Aufgaben, die Sie in der Familie übernehmen (SE, K)?
6. Wie und durch wen werden in Ihrer Familie Entscheidungen getroffen (SE, K, I)?
7. Welche Werte sind in Ihrer Familie wichtig (SE)?

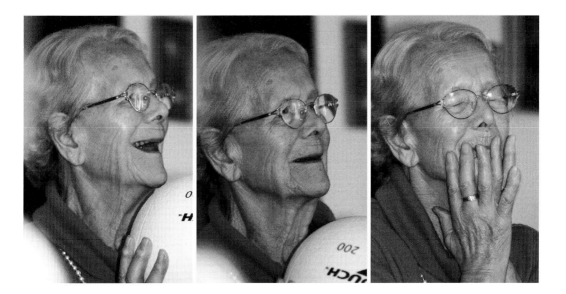

8. Welche Bedeutung hat die Situation der Pflegebedürftigkeit für Sie (SE, I, K, SÄ)? Welche Bedeutung hat die Pflegebedürftigkeit für die Bezugspersonen?
9. Wie haben Sie bislang gewohnt (SE)?
10. Wie sieht Ihr Tages-, Wochen-, Jahresrhythmus aus (SE)?
11. Haben Sie Schmerzen? Wie gehen Sie damit um?
12. Welche Fähigkeiten/Gewohnheiten und/oder Probleme haben Sie im Bereich der Mobilität (SE)?
13. Welche Fähigkeiten/Gewohnheiten und/oder Probleme haben Sie im Bereich der Ernährung (SE)?
14. Welche Fähigkeiten/Gewohnheiten und/oder Probleme haben Sie im Bereich der Körperpflege (SE)?
15. Welche Fähigkeiten/Gewohnheiten und/oder Probleme haben Sie im Bereich der Ausscheidung (SE)?
16. Was tun Sie gerne in Ihrer freien Zeit, was macht Ihnen Freude (SE, K, I)?
17. Wodurch fühlten Sie sich in Ihrem bisherigen Leben (heraus)gefordert (I)?
18. Welche Ereignisse in Ihrem Leben haben Sie geprägt (K, I)?
19. Gab es schwierige Situationen in Ihrem Leben und wie sind Sie damit umgegangen (SÄ)?
20. Haben Sie Ziele in Ihrem Leben erreicht, die Sie sich gesetzt hatten (SE, K, I, SÄ)?
21. Welche Fähigkeiten haben Ihnen geholfen, mit diesen Situationen zurechtzukommen/diese Ziele zu erreichen (SE, K, I, SÄ)?
22. Bereitet Ihnen in Ihrer heutigen Situation etwas Sorgen (I, SÄ)?
23. Wie stellen Sie sich Ihre Zukunft vor (SE, I, K, SÄ)?
24. Welche Erwartungen haben Sie an unsere Einrichtung (SE, I, K, SÄ)? Welche Erwartungen haben die Bezugspersonen an die Einrichtung?

Der erste Kontakt mit dem zukünftigen Bewohner kann sehr unterschiedlich verlaufen und ist in höchstem Maße von der konkreten Situation abhängig. In einem Drei-Bett-Zimmer eines Krankenhauses ist es natürlich nicht möglich, dieses Gespräch nach diesem Leitfaden zu führen. Anders lässt sich die Situation bei den Menschen zu Hause gestalten, die einem solchen Gespräch voller Erwartung entgegensehen und sehr gespannt sind, was sie in diesem Gespräch besprechen können. Es liegt in der Kompetenz des Pflegenden, einzuschätzen, in welcher Weise dieses erste Gespräch stattfinden kann und welche Fragen thematisiert werden können. Es bleibt ebenfalls ihm überlassen, ob er die erhobenen Daten während des Gesprächs schriftlich fixiert, oder ob er das Gespräch führt und die Daten im Anschluss an das Gespräch schriftlich erfasst. Die Reihenfolge der Fragen und die konkrete Fragestellung können dabei von dem Leitfaden abweichen.

Bei der Klassifikation der systemischen Prozesse von Menschen mit Demenz verbringt der Pflegende die Zeit mit dem Menschen mit Demenz und gibt ihm die Möglichkeit, die Situation zu gestalten. Dies bedeutet nicht, ihn im Unklaren über den Zweck des Besuches zu lassen. Es soll aber vermieden werden, den Menschen zu überfordern, zu erschrecken oder gar zu verletzen. Ziel des Gespräches ist es, dass der Pflegende möglichst Kongruenz zwischen dem Menschen mit Demenz und sich herstellen kann. Dies ist die Voraussetzung für eine weitere pflegerische Beziehung, in welcher der Mensch mit Demenz an seiner Pflegesituation beteiligt werden kann. Während des Besuches besteht u. U. die Möglichkeit, den Betroffenen hinsichtlich einer Agnosie, Apraxie und eines Neglects zu beobachten.

Die Benennung eines gesetzlichen Betreuers für den Bereich der Gesundheitssorge oder die Aufenthaltsbestimmung rechtfertigt es nicht, den Menschen mit Demenz aus der Klassifikation *seiner* systemischen Prozesse auszuschließen.

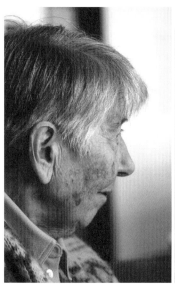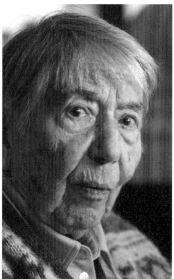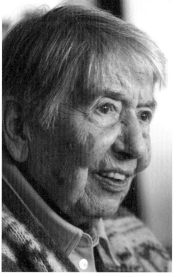

Es ist durchaus möglich, dass sich ein Gesprächsverlauf im Sinne der oben genannten Fragen entwickelt, aber auch wenn nicht, wird eine geschult beobachtende und offene Pflegende Informationen aufnehmen, die für die Pflege dieses Menschen von Bedeutung sind.

Wichtig ist ein weiteres Gespräch mit der Familie des Menschen mit Demenz, um Informationen über den zukünftigen Bewohner, aber auch über das Befinden der Familie in der Situation mit einem demenziell veränderten Familienangehörigen zu erhalten.

Pflegeassessments

Zu pflegerischen Risiken wie Sturz, Mangelernährung, Schmerzen, Dekubitus und Inkontinenz werden standardisierte Verfahren entsprechend dem jeweils aktuellen Expertenstandard eingesetzt. Der Einsatz von standardisierten Assessmentinstrumenten entbindet die Pflegenden jedoch nicht von der Verantwortung, die Risiken aufgrund der Einschätzung der Gesamtsituation selbst zu bewerten.

Zusammenfassende Problembeschreibung/Pflegeziele (Abb. 4-15)

Bei der Erstellung der Pflegediagnose fließt die professionelle Sicht des Pflegenden ein. Er stellt seine Einschätzung der Situation dar, informiert und berät den Bewohner und seine Familie und erklärt, welche Pflegeprobleme und -ziele aus seiner Sicht in Betracht kommen. Bewohner und Pflegender vereinbaren miteinander, welche Probleme und Ziele bearbeitet werden sollen.

Klassifikation der systemischen Prozesse (Abb. 4-16)

Nach der Datenerhebung schließt sich die Erklärung der Theorie des systemischen Gleichgewichts in einer Form an, die es dem zukünftigen Bewohner ermöglichen soll, innerhalb der Grafik anzugeben, welche Prozessdimensionen zur Zeit ausreichend entwickelt sind und welche Prozessdimensionen der Entwicklung bedürfen, um das von ihm beschriebene Ziel zu erreichen. Die Einschätzung der Prozessdimensionen ist somit einerseits die Essenz der erhobenen Daten, zugleich aber auch eine grafische Darstellung der Ziele.

Interventionen (Abb. 4-17)

Das Interventionsformular beinhaltet die Maßnahmeplanung des Pflegeplanungsprozesses, die Leistungserfassung und die Evaluation der durchgeführten Pflege. In 14-täglichem Rhythmus wird die Pflege im Rahmen eines Gesprächs mit dem Bewohner und seiner/seinen Bezugsperson/en beurteilt. Unwirksame Maßnahmen werden abgesetzt und neue Maßnahmen geplant. Zwischenzeitlich können Maßnahmen jederzeit an-, bzw. abgesetzt werden, zum Beispiel durch veränderte Pflegebedürftigkeit oder Anordnungen des behandelnden Arztes. Ein Hinweis über den Hintergrund der Änderung findet sich im Pflegebericht. Geeignete Assessmentinstrumente zur objektiveren Beurteilung der Pflegewirksamkeit werden recherchiert, ausprobiert und angewandt.

Pflegebericht (Abb. 4-18)

Im Pflegebericht werden konkrete, aktuell auftretende Probleme und deren Verlauf sowie die Befindlichkeit des Bewohners in der aktuellen Pflegesituation beschrieben. Die Verabreichung von Bedarfsmedikation wird hier erfasst. Alle übrigen Berufsgruppen tragen ihre Beobachtungen und Anmerkungen ebenfalls in den Pflegebericht ein. Erfordern im Bericht aufgeführte aktuelle Probleme dauerhafte oder veränderte Pflegeinterventionen, müssen diese auf dem Interventionsformular aufgenommen und im Pflegebericht begründet werden. In der Regel finden sich im Pflegebericht keine täglichen Eintragungen. Der Pflegebericht und das Interventionsformular bilden den Pflegeverlauf ab.

Verantwortlichkeiten

Die Datenerhebung im Rahmen des Stammblattes wird durch die Mitarbeiter der Verwaltung mittels des Anmeldeformulars vorgenommen. Die Datenerhebung zur Klassifizierung der systemischen Prozesse wird durch die Bezugspflegekraft durchgeführt. Bei diesem Mitarbeiter liegt auch die Verantwortung für die Fertigstellung der Pflegedokumentationsmappe vor einem Einzug in die Hausgemeinschaft, damit sich alle beteiligten Mitarbeiter entsprechend informieren können.

Für die Erstellung und Formulierung der Pflegediagnose, der Pflegeziele und der Interventionsplanung ist die Bezugspflegekraft, nach Absprache mit dem Bewohner und seiner Familie, verantwortlich.

Für tägliche Eintragungen in den Pflegebericht und den Leistungsnachweis (Interventionsformular) sind jeweils die beobachtenden bzw. erbringenden Mitarbeiter zuständig. Eine Beteiligung der Angehörigen ist anzustreben.

Die schriftliche Evaluation der Pflege erfolgt in Form einer Dienstbesprechung 14-täglich. Dies geschieht zuerst im Pflegeteam: Hier leitet die Bezugspflegekraft das Gespräch und bereitet sich auf das darauffolgende Gespräch mit dem Bewohner und seinen Angehörigen vor. Nach diesem Gespräch formuliert die Bezugspflegekraft die Pflegebeurteilung (s. Abb. 4-17). Komplexe Pflegesituationen oder größere Pflegeprobleme werden in Fallbesprechungen oder Fallsupervisionen bearbeitet.

Fortsetzung siehe Seite 116.

Stammblatt Hausgemeinschaft St. Magnus

Blatt 1

Hausgemeinschaft St. Magnus

Name Goldschmitt
Vorname Richard
Bisherige Anschrift
Goldammerweg 7,
34302 Guxhagen
Geb. am 23.04.1946
Geb. in Kassel
Fam.-Stand verh
Konfession ev
Beruf (auch ehem.)
Sachbearb. Bürokfm.
kulturel. Zugehörigkeit
Sprachen Hochdeutsch
Krankenkasse/Pflegekasse
DAK – Kassel
Vers. Nr. 493229874
Weitere Kostenträger

Bezugspersonen
(Name, Anschrift, Telefon)

Elfriede Goldschmitt (Ehefrau)
Goldammerweg 7,
34302 Guxhagen,
05665/32119

Christine Goldschmitt (Tochter)
Im Meisennest 14c, 34117 Kassel,
0171/3456789

Regina Goldschmitt (Tochter)
(Bielefeld, 0521/236389)

Hausarzt Dr. Wehmüller
Tel. 05665/28785
Fax 05665/29779

Weitere Ärzte
Dr. Fiskuhl (Neurologe)
Dr. Maier (Zahnarzt)

Medizinische Diagnosen
(mit Aktualisierungen)
Schlaganfall 2004 mit
halbseitiger Lähmung links
Hypertonie
kompensierte Herzinsuffizienz

Allergien
keine bekannt

Wichtige Informationen/
Verfügungen wie:
medizinische: Herzschrittmacher, künstliche Ernährung, Reanimation
soziale: Vollmachten, Bestattungswünsche, Patienten-
testament

Eine Patientenverfügung
liegt vor

Gerichtliche Anordnungen
Betreuer/in

Aufgabenbereiche
Vermögenssorge   ○
Gesundheitssorge   ○
Aufenthaltsbestimmung   ○
alle mit d. Umzug
verbundenen Regelungen   ○

Fixierung
Grund

Mit Einwilligung d. Bew. ○
              d. Betreuer/in ○

Datum
Unterschrift
Mit Entscheidung d. Gerichts/Datum

Andere Dienste (Krankengymnastik, Ergotherapie,
Fußpflege etc.)
Fußpfl. Fr. Seymul
KG. Fr. Ostermann

Religiöse Ansprechpartner
Pfarrer Finke

Finanzielle Angelegenheiten
In Eigenverantwortung   ja X   nein ○
Betrag z. per. Verfüg.   ja ○   nein ○
Rezeptgebühr befreit   ja X   nein ○
Fahrtkosten befreit   ja X   nein ○

Einzug in die Hausgemeinschaft
von 20. Okt. 2009 bis

Abbildung 4-1

Medikamente　Hausgemeinschaft St. Magnus　Name: Richard Goldschmidt

Datum	Arzt	Nr.	Medikament	Mo	Mi	Ab	Na	Ende Datum	Arzt
20.10.2009	Wehm	1	Furosemid 40 Tbl	1	0	0	0		
20.10.2009	Wehm	2	Ass 100 Tbl	1	0	0	0		
20.10.2009	Wehm	3	Novalgin Tr.	20	20	20	0		
27.10.2009	Wehm	4	Amitriptylin 25 Tbl	1	0	1	0		

Unverträglichkeiten/Allergien

Abbildung 4-2

Blatt 2

Bedarfsmedikation

Datum	Arzt	Bedarfssituation	Medikament	genaue Dosis	max. in 24 h	Ende Datum	Arzt
20.10.2009	Wehm	RR > 160/80	Nifedipin Tbl. 10	10 mg	20 mg		

Injektionen

Datum	Arzt	Medikament	Dosis/Verabr.	Ende Datum	Arzt

Infusionen

Datum	Arzt	Medikament	Dosis/Verabr.	Ende Datum	Arzt

Informationssammlung und Klassifikation der systemischen Prozesse

Hausgemeinschaft St. Magnus   Name: Richard Goldschmidt

Blatt 3

	1. Erhebungszeitpunkt Datum: 17. Oktober 2009	2. Erhebungszeitpunkt Datum: 30. Oktober 2009	3. Erhebungszeitpunkt Datum:
1. Welche Fähigkeiten/Gewohnheiten und/ oder Probleme haben Sie im Bereich der Kommunikation (Sprechen, Hören, Sehen, Mimik, Gestik, Schreiben, Lesen)			
Fähigkeiten/Gewohnheiten aus der Sicht d. Bewohners/in (B)/ d. Bezugsperson (Bp)	B: «Ich kann nicht so schnell sprechen, wie ich denken kann, und werde dann ungeduldig.» Braucht eine Brille zum Zeitunglesen. Pk: Erstgespräch ließ sich gut mit ihm führen	Die Verständigung klappt gut, manchmal braucht er für die passende Antwort etwas Zeit, einfacher sind für ihn Ja/Nein-Fragen zu beantworten – in Stresssituationen (Transfer) erleichtert das die Kommunikation. Wenn es keine körperlichen Verrichtungen zu tun gibt, kann man auch «Komplizierteres» mit ihm besprechen.	
Aktuelle Problembeschreibung aus der Sicht d. Bewohners/in(B)/ d. Bezugsperson (Bp)	Bp: «Er wird schnell ungeduldig, wenn er sich nicht passend ausdrücken kann, er zieht sich dann zurück und sagt nichts mehr, ‹man weiß dann nicht, woran man ist›.»	Ich habe ihn bislang noch nicht so ungehalten uns gegenüber erlebt, gegenüber der Ehefrau schon eher, sie holt sich dann aber bei den MA Hilfe.	

4. ... Fähigkeiten, Gewohnheiten und/oder Probleme haben Sie im Bereich der Orientierung, Gedächtnis, Konzentration?			
Fähigkeiten/Gewohnheiten aus der Sicht d.Bewohners/in (B)/ d. Bezugsperson (Bp)	Bp: «Er kann stundenlang fernsehen, ohne dass ihm langweilig wird. Zeitlich gerät er manchmal durcheinander (Daten), Tageszeiten weiß er aber...»		B: «Mir gefällt die Zeit zwischen den Mahlzeiten, wenn ich mich mit einigen der anderen unterhalten kann, manche haben doch viel erlebt, und mit Herrn Olke kann ich mich über Fußball unterhalten – das hätte ich nicht gedacht, weil ich dachte, hier wohnen nur Frauen...»
Aktuelle Problembeschreibung aus der Sicht d. Bewohners/in(B)/ d. Bezugsperson (Bp)	B: «Ich kann mir keine Zahlen mehr merken, das ist manchmal peinlich, weil ich doch Kaufmann war...» Bp: Er hat selten «räumliche» Orientierungsstörungen, kann seine Bewegungen dann schlecht koordinieren.		

Abbildung 4-3

Informationssammlung und Klassifikation der systemischen Prozesse

Hausgemeinschaft St. Magnus　　**Name: Richard Goldschmidt**

Blatt 4

1. Erhebungszeitpunkt 17. Oktober 2009	2. Erhebungszeitpunkt 30. Oktober 2009	3. Erhebungszeitpunkt
Aktuelle Problembeschreibung aus der Sicht der Pflegefachkraft (unter Berücksichtigung der Angaben d. Bew./Bezugsperson)		
Pk: Es ist unklar, ob er möglicherweise unter einer Apraxie leidet.	Es fällt ihm schwer, Anweisungen bei der Körperpflege auszuführen – vermeidet es, Bewegungsabläufe (Abtrocknen, Kleidungsreihenfolge, Kämmen) selbst zu machen, sagt dann: «Dazu bin ich ja hier.»	
3. Welche Fähigkeiten/Gewohnheiten und/ oder Probleme haben Sie in den Bereichen Herz-Kreislauf, Atmung, Stoffwechsel. Benutzen Sie Hilfsmittel?		
Fähigkeiten/Gewohnheiten aus der Sicht d.Bewohners/in (B)/ d. Bezugsperson (Bp)		
Bp: «Er hat immer mal wieder Phasen mit hohem Blutdruck (> 160/80 mmHg), die ein paar Stunden anhalten können. Er kann dann Nifedipin bekommen und legt sich hin. Den hohen Blutdruck bemerkt er selbst und hat dann auch einen hochroten Kopf.»		

Aktuelle Problembeschreibung aus der Sicht d. Bewohners/in(B)/ d. Bezugsperson (Bp)

B: «Das Schlimmste daran ist das Herzklopfen, das macht mir Angst.»

ist bislang noch nicht aufgetreten

Aktuelle Problembeschreibung aus der Sicht der Pflegefachkraft (unter Berücksichtigung der Angaben d. Bew./Bezugsperson)

Pk: Angst bei hohem Blutdruck Risiko, bei unerkannten Blutdruckschwankungen einen weiteren Schlaganfall zu bekommen

Abbildung 4-4

Informationssammlung und Klassifikation der systemischen Prozesse

Hausgemeinschaft St. Magnus   **Name: Richard Goldschmidt**   **Blatt 5**

1. Erhebungszeitpunkt 17.10.2009	2. Erhebungszeitpunkt
4. Soziogramm	

5. Karl Schwendmann: früherer Freund, ‹kümmert› sich jetzt sehr um die Ehefrau von Hr. G., ist Witwer und möchte mit Fr. G. etwas unternehmen

2. Elfriede Goldschmitt, hat bislang die häusliche Pflege mit Hilfe eines ambulanten Pflegedienstes geleistet

2. Tochter Christine Goldschmitt, lebt in Kassel und kommt alle 14 Tage zu Besuch

2. Enkelkind Louise, Tochter von Christine

4./2. Tochter Regina lebt in Bielefeld, betreibt ein Hotel und kann selten kommen

4./2. Schwiegersohn Andreas, Bp: hat das Hotel von seinen Eltern geerbt, guten aber selteneren Kontakt zu den Schwiegereltern

Hr. G

1. Welche Personen stehen Ihnen so nah, dass Sie sie zu Ihrer Familie zählen?
2. Zu wem haben Sie besonders enge Bindungen? Auf wen können Sie sich verlassen? (Personen mit 2. kennzeichnen)
3. Um welche Art von Beziehungen handelt es sich? Was verbindet Sie? (zu den Personen schreiben)
4. Gibt es Menschen, denen Sie gerne näher wären? (Personen mit 4. kennzeichnen)
5. Gibt es Menschen, mit denen Sie nicht so gut zurecht kommen? (Personen mit 5. kennzeichnen)

Abbildung 4-5

Informationssammlung und Klassifikation der systemischen Prozesse

Blatt 6

Hausgemeinschaft St. Magnus   **Name: Richard Goldschmidt**

	1. Erhebungszeitpunkt 17. Oktober 2009	2. Erhebungszeitpunkt 30. Oktober 2009	3. Erhebungszeitpunkt
5. Wie beschreiben Sie Ihre Aufgaben, die Sie in der Familie übernehmen? (unter Berücksichtigung der Angaben d. Bew./Bezugsperson)	B: «Ich habe für den Familienunterhalt gesorgt und mich um das Auto gekümmert – und wenn es irgendetwas zu reparieren gab, – ich habe gerne «gebastelt».» Bp: «Die finanziellen Angelegenheiten waren seine Aufgabe, ich habe mich um den Haushalt und die Kinder gekümmert.»	Herr Goldschmitt möchte wissen, welchen «Job» er hier hat – er hat mitbekommen, dass jeder, wie er kann, für etwas zuständig ist. Er wollte sich überlegen, was er tun könnte – da er viel Gartenerfahrung hat, habe ich ihm vorgeschlagen, ob er das Blumengießen übernehmen würde? und die Auswahl der Balkonbepflanzung?	
6. Wie und durch wen werden in Ihrer Familie Entscheidungen getroffen? (unter Berücksichtigung der Angaben d. Bew./Bezugsperson)	Bp: «Jeder konnte sagen, was er meint, die letzte Entscheidung, wenn es ums Geld ging, traf er, wenn es um die Kinder ging: ich.»	Jeden Tag wird klarer, dass Herr Goldschmitt es ernst meint, wenn er das letzte Wort hat – Diskussion zwecklos. Wir haben uns darauf verständigt, dass wir überlegen müssen, welche Themen er alleine entscheidet und wo wir Kompromisse suchen sollten, weil es sonst gefährlich werden kann. Die «Überarbeitung» des Toiletten-procederes ist ein solcher Kompromiss, siehe Blatt 11	

(unter Berücksichtigung der Angaben d. Bew./Bezugsperson)

B: «Ehrlichkeit! Man muss ehrlich miteinander sein....und arbeiten! Wer faul ist, bringt es zu nichts!»
Bp: «Wir haben immer zusammengehalten....»

Ich habe den Eindruck, dass es unterschiedlich wichtig für ihn ist, in welchen Bereichen er unabhängig, bzw. abhängiger ist: Beim Essen und Toilettengängen ist ihm seine Unabhängigkeit sehr wichtig. Bei der Körperpflege genießt er es auch, wenig mitzutun.

8. Welche Bedeutung hat die Situation der Pflegebedürftigkeit für Sie?

Pk: Hr. Goldschmitt wirkte sehr traurig, ich habe gefragt, welche Bedeutung der Umzug in die HG für ihn hat. Er sagte, dass er sich Sorgen macht, dass seine Frau «ihn vergisst» – auch wenn er einsieht, dass sie ihn wegen ihrer Rückenbeschwerden nicht mehr zu Hause pflegen kann.

Er spricht wenig darüber, manchmal habe ich den Eindruck, dass er eigentlich zufriedener ist, als er zugeben möchte – er genießt das eine oder andere hier auch: soviel essen zu können wie er möchte!, die Unterhaltungen mit Herrn O. und dass «einfach was los ist, dann ist es nicht so langweilig, davon hatte ich zu Hause genug!» Die Beziehung zu seiner Frau wirkt etwas entspannter, wobei sie ab und zu dennoch aneinander geraten.

Abbildung 4-6

Informationssammlung und Klassifikation der systemischen Prozesse

Hausgemeinschaft St. Magnus   **Name: Richard Goldschmidt**   **Blatt 7**

	1. Erhebungszeitpunkt 17. Oktober 2009	2. Erhebungszeitpunkt 30. Oktober 2009	3. Erhebungszeitpunkt
Welche Bedeutung hat die Pflegebedürftigkeit für die Bezugspersonen?	Fr. Goldschmitt weinte, sie empfindet den Umzug ihres Mannes in die HG nach 5 1/2 Jahren Pflege zu Hause als Niederlage. Der Verstand sagt, dass das richtig ist, aber es fällt ihr sehr schwer. Sie hadert damit, «dass ihn die Krankheit so verändert hat».	Die anfängliche Unsicherheit (was und ob sie hier etwas tun darf) von Frau Goldschmitt ist nicht mehr zu spüren, sie wirkt zwar nicht zufrieden, aber sie freut sich auch, wenn wir ihr sagen, dass sie das (z. B. die leidigen Toilettengänge) nicht zu tun braucht, sondern auf uns und den Pflegeplan verweisen kann.	
9. Wie haben Sie bislang gewohnt? (Wohnung, Haus, Anzahl der Personen im Haushalt, usw.)	Das Ehepaar Goldschmitt lebt seit dem Auszug der Töchter alleine im eigenen Einfamilienhaus mit Garten. Der Pflegedienst kam seit der Entlassung aus der Rehaklinik zweimal täglich. Der Versuch, eines der Zimmer an einen Studenten zu vermieten, schlug fehl – «Der junge Mann war uns nachts zu laut, mit seiner Musik.» (B)		

rhythmus aus?

B: «Seit dem Schlaganfall ist eigentlich jeder Tag wie der andere – Highlights sind die Besuche der Kinder am Wochenende oder wenn der Gärtner den Teich winterfest macht, dann kann ich dabei zusehen.» Bp: «Ich beeile mich immer beim Einkaufen, da mein Mann so häufig zur Toilette muss.»

Frau Goldschmitt kommt täglich, meist nachmittags, sie hilft mit beim Kaffee und würde gerne mal eine «Handarbeitssession» vorbereiten, da einige Damen gerne häkeln würden. Ihr Mann freut sich, wenn sie da ist, kommt aber auch damit zurecht, wenn sie sich mit anderen unterhält.

11. Haben Sie Schmerzen?
Wie gehen Sie sie damit um?
(unter Berücksichtigung der Angaben d. Bew./Bezugsperson)

B: «Ich kann nicht lange still sitzen oder liegen, dann tut mir alles weh.» Bp: «Ich habe den Eindruck, dass ihm der gelähmte Arm und das Bein wehtun, er wird dann unruhig, zappelt, und manchmal habe ich Sorge, dass er aus dem Rollstuhl fällt.»

Das Schmerzprotokoll wurde vom Hausarzt ausgewertet und vor drei Tagen die Medikation verändert. Hier schien die Unruhe nicht gar so schlimm zu sein, wie zu Hause – mehr Ablenkung?

Abbildung 4-7

Informationssammlung und Klassifikation der systemischen Prozesse

Hausgemeinschaft St. Magnus   **Name: Richard Goldschmidt**   **Blatt 8**

	1. Erhebungszeitpunkt 17. Oktober 2009	2. Erhebungszeitpunkt 30. Oktober 2009	3. Erhebungszeitpunkt
12. Mobilität [im Bett, innerhalb und außerhalb der Wohngemeinschaft, Lagerung]			
Fähigkeiten/Gewohnheiten aus der Sicht d. Bewohners/in (B)/ d. Bezugsperson (Bp)	B: «Mit dem Rollstuhl komme ich alleine klar, sogar im Garten kann ich mich kurze ebenerdige Strecken alleine fortbewegen. Beim Umsetzen vom Bett in den Rollstuhl oder auf die Toilette brauche ich Hilfe – aber es darf nicht am Arm gezogen werden.» (Er meint den gelähmten Arm.) Bp: «Er schimpft oft, dass es ihm wehtut, wenn man ihm beim Umsetzten hilft, besonders, wenn man den gelähmten Arm bewegt.»	Herr Goldschmitt kann sich mit dem gesunden Arm alleine hochziehen, wenn er vor einem Griff/ Waschbecken steht. Beim Stehen muss er gehalten werden. Selbständig mit dem Rollstuhl – eckt manchmal an, weil die Tür ins Bad etwas eng ist. Umlagern im Bett ist schwierig, wird zweimal nachts durch die Nachtwache unterstützt. Kontrakturen in den Knien und im spastischen Arm. NIE am gelähmten Arm unterstützen, das mag er nicht, weil es ihm weh tut, und es ist auch nicht nötig.	
Aktuelle Problembeschreibung aus der Sicht d. Bewohners/in(B)/ d. Bezugsperson (Bp)	B: «Stillsitzen ist unerträglich, bewegen auch. Wenn andere mich anfassen, tut das meistens weh, außer Sr. Evi vom Pflegedienst, die macht das gut.» Bp: «Die Unruhe macht auch mich ganz kribbelig und nervös.»	B: «Habe Hoffnung auf das Medikament.»	

aus der Sicht der Pflegefachkraft (unter Berücksichtigung der Angaben d. Bew./Bezugsperson)		
Pk: Gefahr von Kontrakturen, Verletzungen (Schonhaltung? Schmerzen?) und Stürzen	Die Kontrakturen scheinen irreversibel. Schmerzen lassen sich dadurch auch erklären, KG ist verordnet, mal sehen, was der Therapeut sagt.	
Eingesetzte Hilfsmittel (z. B. Prothesen)		
Rollstuhl mit Einhandantrieb, Toiletten- und Duschstuhl		

Abbildung 4-8

Informationssammlung und Klassifikation der systemischen Prozesse

Hausgemeinschaft St. Magnus   **Name: Richard Goldschmidt**   **Blatt 9**

	1. Erhebungszeitpunkt 17. Oktober 2009	**2. Erhebungszeitpunkt** 30.10.2009	**3. Erhebungszeitpunkt**
13. Essen und Trinken			
Ernährungszustand	1,76 m, 85 kg, BMI: 27,44		
Kostform/Diät	normale, mundgerecht zubereitete Kost, 4 Mahlzeiten tgl.		
Fähigkeiten/Gewohnheiten aus der Sicht d.Bewohners/in (B)/ d. Bezugsperson (Bp)	Bp: «Essen wird mundgerecht zubereitet, er mag gerne das essen, was er in die Hand nehmen kann, z. B. mache ich abends einen Teller mit Schnittchen für uns beide fertig. Wenn er sich verschluckt, hustet er so lange, bis es wieder geht, manchmal muss ich ihm auf den Rücken klopfen.»	Mag gerne essen, hat sich bislang nicht dramatisch verschluckt – ist ganz begeistert von Kürbiseintopf – kannte er noch nicht. Beim Mittagessen wird als Kompromiss seine Zimmertür angelehnt, dann hören wir, wenn er sich verschluckt.	
Abneigungen d. Bewohners/in	keine Tomaten und Äpfel		

...aus der Sicht d. Bewohners/in[B]/ d. Bezugsperson [Bp]	
B: «Dass das Essen kleingemacht werden muss, ist nicht so schlimm, aber dass ich kaum ohne zu kleckern essen kann und mich so oft verschlucke, dass ist lästig – für die anderen. So gehen wir kaum noch aus zum Essen, das haben wir früher gerne gemacht.»	B: «Na ja, wir sind ja hier nicht im Vier-sterne-Restaurant.» – Damit motiviert er sich selbst, nicht unhöflich zu sein und mit den anderen aß er essen. Anfangs aß er lieber alleine im Zimmer. Mittlerweile nur noch das Mittagessen, da nicht immer «von der Hand in den Mund» essbar. Alle übrigen Mahlzeiten in der Wohnküche.
Aktuelle Problembeschreibung aus der Sicht der Pflegefachkraft (unter Berücksichtigung der Angaben d. Bew./Bezugsperson)	
Gefahr, Nahrung und Flüssigkeit zu aspirieren	Bislang hat er sich nicht heftig verschluckt.
Eingesetzte Hilfsmittel/Besonderheiten (z. B. Sonden, Zahnprothesen)	
Zahnprothese unten, Brücke und Implantat Oberkiefer	

Abbildung 4-9

Informationssammlung und Klassifikation der systemischen Prozesse

Hausgemeinschaft St. Magnus   **Name: Richard Goldschmidt**   **Blatt 10**

	1. Erhebungszeitpunkt 17. Oktober 2009	2. Erhebungszeitpunkt 30. Oktober 2009	3. Erhebungszeitpunkt
14. Körperpflege und Kleidung			
Fähigkeiten/Gewohnheiten aus der Sicht d.Bewohners/in (B)/ d. Bezugsperson (Bp)	B: «Morgens kommt immer Sr. Evi vom Pflegedienst und macht das mit mir – das ist die Netteste, bei Sr. Olga muss ich immer so viel selber machen.» Bp: «Er liebt es, ‹bedient› zu werden, er wird an Waschbecken gewaschen und einmal die Woche geduscht.»	Intimpflege findet im Bett statt – Oberkörper wird am Waschbecken gewaschen. Zum «Ausgleich» für das eigenständige Gesicht- und Vorderkörperwaschen und Abtrocken bekommt er eine «Rückenrubbelmassage», (mit Handtuch kräftig abrubbeln), was er gerne mag – Füße lieber nur zweimal wöchentlich beim Duschen waschen und einmal Fußbad (Füße dann trocknen lassen oder fönen) – er ist furchtbar kitzelig an den Füßen!	
Aktuelle Problembeschreibung aus der Sicht d. Bewohners/in(B)/ d. Bezugsperson (Bp)	B: «Duschen ist lästig, das Umsetzen tut weh, und ich habe immer Angst, dass das Festhalten noch mehr wehtut oder ich hinfalle.» B: «Wenn keine Zeit zum Nassrasieren ist: Das Trockene ist unordentlich.»	Duschen: Transfer siehe Mobilität – wenn er das alleine machen kann geht es gut – in jedem Fall daneben stehen wegen der Sturzgefahr. Der Versuch, dass seine Ehefrau ihn nach dem Frühstück rasiert, war unbrauchbar – dann lieber trocken rasieren. Unser derzeitiges Verhandlungsthema: selber rasieren? Noch nicht geklärt	

Aktuelle Probleme/Beschreibung aus der Sicht der Pflegefachkraft (unter Berücksichtigung der Angaben d. Bew./Bezugsperson)	
keine	Ich meine, dass er sich selbst rasieren könnte – zumindest die rechte Gesichtshälfte – er findet es aber schön und praktisch (und auch nicht so gefährlich!), wenn das jemand anderes macht. Ein Problem ist, ab wann die Diskussion und Verhandlung darum von ihm als Nötigung empfunden wird? Ich bleibe mit ihm am Thema.
Eingesetzte Hilfsmittel/persönliche Pflegemittel	
Dusch- und Toilettenstuhl	

Abbildung 4-10

Informationssammlung und Klassifikation der systemischen Prozesse

Hausgemeinschaft St. Magnus   **Name: Richard Goldschmidt**   **Blatt 11**

1. Erhebungszeitpunkt 17. Oktober 2009	**2. Erhebungszeitpunkt** 30. Oktober 2009	**3. Erhebungszeitpunkt**
15. Ausscheidung [Stuhl, Urin]		
Fähigkeiten/Gewohnheiten aus der Sicht d.Bewohners/in [B]/ d. Bezugsperson [Bp]		
B: «Meine Frau bringt mich immer zur Toilette!»	Bei festen Zeiten hat sich weitgehende Kontinenz einge- stellt. Toilettengang ca. 8.00 Uhr/9.00/12.00/13.30/15.00/17.00 und 20.00 Uhr. Mittlerweile funktioniert die Nutzung der Urinflasche tags gut. Er fährt zur Toilette, nutzt dort die Flasche und stellt sie ab – wird von MA geleert.	
Aktuelle Problembeschreibung aus der Sicht d. Bewohners/in[B]/ d. Bezugsperson [Bp]		
B: «Bis ich mit ihrer Hilfe zur Toilette komme, ist es schon zu spät.» Bp: «Die Toilettengänge sind immer schwierig …. Wir streiten uns oft darüber.»	B: «Wenn mich keiner erinnert, dass es schon wieder Zeit ist, geht's wieder daneben.» «Wenn ich jetzt noch mit der Hose zurechtkäme ….»	

aus der Sicht der Pflegefachkraft
(unter Berücksichtigung der Angaben
d. Bew./Bezugsperson)

Rechtzeitige Toilettengänge und ein entsprechendes Procedere scheinen ein schwieriges Thema zwischen Hr. und Fr. Goldschmitt zu sein.

Problem fast gelöst. Frau Goldschmitt freut sich, dass eine Änderung der Pflegestufe ansteht – entspannt das doch etwas die finanzielle Situation für die Familie.

Eingesetzte Hilfsmittel/Besonderheiten
(z. B. Inko-Vorlagen, Anus praeter – Versorgungs-systeme, Abführmittel)

Kleine Inko-Vorlagen tagsüber, nachts Urinflasche (klappt ganz gut) (Bp)

Auf Wunsch von Herrn Goldschmitt zur Sicherheit trägt er immer noch kleine Vorlagen, da er manchmal mit der Hose nicht gut klarkommt.

Weitere Ausscheidungen
(z. B. Sputum)

Abbildung 4-11

Informationssammlung und Klassifikation der systemischen Prozesse

Hausgemeinschaft St. Magnus **Name: Richard Goldschmidt** **Blatt 12**

1. Erhebungszeitpunkt 17. Oktober 2009	2. Erhebungszeitpunkt 30. Oktober 2009	3. Erhebungszeitpunkt
16. Was tun Sie gerne in Ihrer freien Zeit? Was macht Ihnen Freude? (unter Berücksichtigung der Angaben d. Bew./Bezugsperson)		
B: «Fernsehen, im Garten sitzen, Zeitunglesen und meine Ruhe haben!» Bp: «Er freut sich sehr, wenn Regina zu Besuch kommt, aber das ist selten, sie und mein Schwiegersohn haben ja so viel Arbeit, aber manchmal kommen sie spontan vorbei! Früher sind wir viel gereist, aber das geht ja nicht mehr, wir sehen aber gerne Reiseberichte im Fernsehen, vor allem von da, wo wir schon mal waren, das sind schöne Erinnerungen!»	B: «Ich unterhalte mich gerne mit den anderen. Der Tag ist dann nicht so lang – für die Hausarbeit kann ich mich nicht begeistern, das mochte ich schon nicht, als ich das zu Hause mal machen musste. Schön ist es, wenn wir Lieder von früher singen, das hat man lange schon nicht mehr gemacht.»	
17. Wodurch fühlten Sie sich in Ihrem bisherigen Leben (heraus)gefordert? (unter Berücksichtigung der Angaben d. Bew./Bezugsperson)		
B: «Meine Frau zu erobern! – Sie wollte erst nicht so recht.» (Er lacht verschmitzt). «Schwierig war es, sich um die Kinder und den Haushalt zu kümmern, als meine Frau 1983 sehr krank im Krankenhaus lag und wir alle Angst um sie hatten. Seit diesem Erlebnis denke ich anders über Hausarbeit: Das ist doch nicht so einfach, wie es immer aussieht. Die Frauen schaffen da doch was ....»	B: «Vor dem Einzug hierher war mir schon Angst, aber die ersten Tage gingen besser, als ich dachte – ich hatte mir das hier anders vorgestellt, so wie meine Mutter damals in einem dunklen alten Haus untergebracht wurde, als sie alleine nicht mehr konnte. Hier ist alles hell und eigentlich sind alle freundlich. Viele verzeihen mir sogar meinen Dickkopf!»	

18. Welche Ereignisse in Ihrem Leben haben Sie geprägt? (unter Berücksichtigung der Angaben d. Bew./Bezugsperson)		
Bp: «Der Schlaganfall hat alles verändert .... Wir hatten uns unser Alter ganz anders vorgestellt. Ich hatte solche Angst, dass ich die Pflege nicht schaffen könnte. Na, bis jetzt ging es ja einigermaßen, aber diese Krankheit ist schon die größte Herausforderung ....» B: «Als ich 14 Jahre alt war, war ich das erste Mal besser im Sport als mein Bruder. Ich kam in die Kreisfußballmannschaft: Das hat viel verändert. Auf einmal wurde ich von meinem Vater ernst genommen!»		

Abbildung 4-12

Informationssammlung und Klassifikation der systemischen Prozesse

Hausgemeinschaft St. Magnus   **Name: Richard Goldschmidt**   **Blatt 13**

1. Erhebungszeitpunkt 17. Oktober 2009	**2. Erhebungszeitpunkt** 30. Oktober 2009	**3. Erhebungszeitpunkt**
19. Gab es schwierige Situationen in Ihrem Leben und wie sind Sie damit umgegangen? (unter Berücksichtigung der Angaben d. Bew./Bezugsperson)		
B: «Ich wäre gerne Tierarzt geworden, aber das Studium war zu teuer, und mein Vater meinte, das passt nicht zu uns. Erst war ich wütend – heute denke ich, dass er recht hatte.» Bp zu B: «Schwer gefallen ist es dir auch, als du den neuen Chef vor die Nase gesetzt bekommen hast.» Bp zu Pk: «Es fällt ihm schon schwer, sich unterzuordnen.»	Habe mich neulich erstaunt geäußert, dass ich nicht vermutet hätte, dass Herr Goldschmitt sich so schnell einleben könnte, da war er ganz stolz auf sich selbst: «Ja – ich Dickschädel – das hätte ich von mir selbst nicht gedacht.»	
20. Haben Sie Ziele in Ihrem Leben erreicht, die Sie sich gesetzt haben? (unter Berücksichtigung der Angaben d. Bew./Bezugsperson)		
B+Bp: «Ja – wir haben uns den Traum eines eigenen Hauses erfüllt. Das war zwar viel Arbeit, aber die Kinder sollten mit einem eigenen Kinderzimmer und einem Garten groß werden.»	B: «Ich weiß nicht, ob ich mir wünschen soll, Weihnachten mit meiner Frau und meinen Kindern zu Hause feiern zu wollen?»	

21. Welche Fähigkeiten haben Ihnen geholfen, mit diesen Situationen zurechtzukommen/diese Ziele zu erreichen?
(unter Berücksichtigung der Angaben d. Bew./Bezugsperson)

B: «Arbeiten! Vom Nichtstun kommt nichts! Jammern hilft nichts – die Nachkriegsjahre waren auch kein Zuckerschlecken, aber wir haben uns durchgekämpft.»

Abbildung 4-13

Informationssammlung und Klassifikation der systemischen Prozesse

Hausgemeinschaft St. Magnus   **Name: Richard Goldschmidt**

Blatt 14

	1. Erhebungszeitpunkt 17. Oktober 2009	**2. Erhebungszeitpunkt** 30. Oktober 2009	**3. Erhebungszeitpunkt**
22. Wie stellen Sie sich Ihre Zukunft vor? (unter Berücksichtigung der Angaben d. Bew./Bezugsperson)	Pk: Ich habe diese Frage nicht gestellt – habe den Eindruck, dass beide sehr unterschiedliche Vorstellungen haben.	Frau Goldschmitt überlegt, im nächsten Jahr eine Städtereise mit Herrn Schwendmann zu unternehmen, traut sich aber noch nicht, mit ihrem Mann darüber zu sprechen. Nach Weihnachten soll das Thema erst angeschnitten werden, vielleicht möchte sie vorher gerne ein Gespräch mit einer Mitarbeiterin.	
23. Bereitet Ihnen in Ihrer heutigen Situation etwas Sorgen? (unter Berücksichtigung der Angaben d. Bew./Bezugsperson)	Bp: «ob und wie mein Mann hier in der neuen Umgebung zurechtkommen wird» B. «dass hier alle alt und ‹bekloppt› sind und ich mich mit niemandem vernünftig unterhalten kann»		

24. Welche Erwartungen haben Sie an unsere Einrichtung?

B: «dass ich machen kann, was ich möchte, und mir niemand Vorschriften macht» Pk.: Es wirkte auf mich so, als ob Herr Goldschmitt auf das «Wegfahren» sehr ablehnend reagierte.

B: «Ich hatte mir ein Pflegeheim anders vorgestellt – aber eine Hausgemeinschaft ist ja auch was anderes! Hätte ich nicht gedacht, dass das heute so anders ist als damals (1978), als meine Mutter in ein Heim musste.»

Welche Erwartungen haben die Bezugspersonen an die Einrichtung?

Bp: «dass ich beruhigt auch mal wegfahren kann und mein Mann sich hier wohlfühlt»

Abbildung 4-14

Informationssammlung und Klassifikation der systemischen Prozesse

Hausgemeinschaft St. Magnus   **Name: Richard Goldschmidt**

Blatt 15

	1. Erhebungszeitpunkt 17. Oktober 2009 **Zusammenfassende Beschreibung der Pflegeprobleme/Pflegediagnosen** (auch zu erwartende Gefährdungen z. B. Isolation, Sturzgefahr, Dekubitus)	**2. Erhebungszeitpunkt** 30. Oktober 2009	**3. Erhebungszeitpunkt**
1	Sorge um die Beziehung zu seiner Frau aufgrund der räumlichen Trennung		
2	Unklarheit der Ursache für Schmerzen/Unruhe, die Hr. Goldschmitt äußert	diffuse und unstetige Schmerzen bei Bewegungen, aber auch beim Sitzen und Liegen	
3	Angst, Unsicherheit und Sturzgefahr bei den Transfers aufgrund der Halbseitenlähmung und Kontrakturen	Schmerzempfinden und Immobilität aufgrund von Kontrakturen in den Knien und im gelähmten Arm nach langfristiger Schonhaltung, die sich in geringer Motivation zu Bewegung zeigen	
4	Erlebte Abhängigkeit bei den Toilettengängen, die eine Inkontinenz begünstigen. Äußert sich möglicherweise in Ungeduld und unfreundlicher Kommunikation.	Der Reißverschluss der Hose lässt sich mit einer Hand schlecht öffnen, bzw. schließen; Toilettengang noch nicht ganz alleine möglich.	
5	Gefahr unbemerkter Blutdruckschwankungen aufgrund der Hypertonie mit Schlaganfallrisiko	Gefahr unbemerkter Blutdruckschwankungen aufgrund der Hypertonie mit Schlaganfallrisiko	

#		
1	Herr und Frau Goldschmitt finden eine neue Nähe und Distanz in den Verhaltensdimensionen, die beiden das Verfolgen auch individueller Ziele ermöglicht.	
2	Die Qualität der Schmerzen ist klar, eine entsprechende Schmerztherapie verordnet.	Herr Goldschmitt hat keine Schmerzen oder leidet unter Unruhe aufgrund von Schmerzen.
3	Die Transfers sind schmerzfrei möglich, Hr. Goldschmitt fühlt sich sicher und erleidet keine weiteren Kontrakturen aufgrund einer Schonhaltung.	Herr Goldschmitt kann mit Festhalten durch seinen rechten Arm sicher mit Hilfe und ohne Angst stehen, die Kontrakturen der Knie (ca. 140°) und des Ellenbogens (ca. 100°), der Schulter (ca. 60°) verschlechtern sich nicht.
4	Herr Goldschmitt kann die Toilettengänge tagsüber selbständig durchführen und ist überwiegend kontinent.	Die Toilettengänge tagsüber können alleine von ihm bewältigt werden.
5	Blutdruckschwankungen werden bei Eintreten erkannt. Der Blutdruck ist nach Einnahme der Bedarfsmedikation < 160/80 mmHg.	Blutdruckschwankungen werden bei Eintreten erkannt. Der Blutdruck ist nach Einnahme der Bedarfsmedikation < 160/80 mmHg
	Datum: 17.10.2009 Unterschrift: Pla	Datum: 30.10.2009 Unterschrift: Pla

Datum:
Unterschrift:

Abbildung 4–15

Klassifikation der systemischen Prozesse

Hausgemeinschaft St. Magnus **Name: Richard Goldschmidt**

Blatt 16

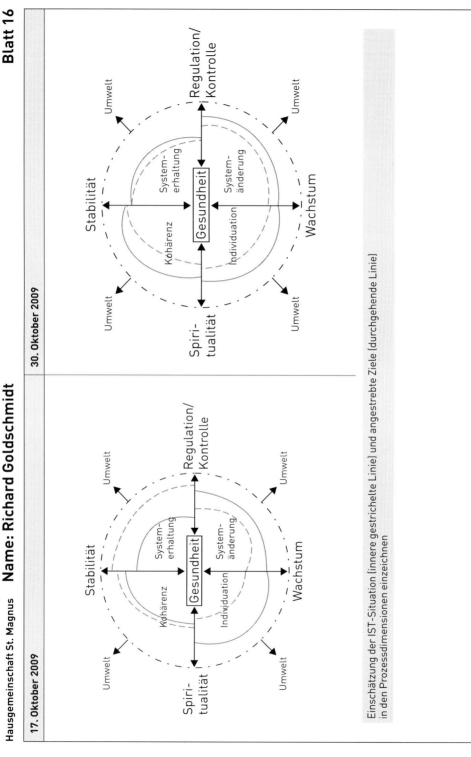

17. Oktober 2009

30. Oktober 2009

Einschätzung der IST-Situation (innere gestrichelte Linie) und angestrebte Ziele (durchgehende Linie) in den Prozessdimensionen einzeichnen

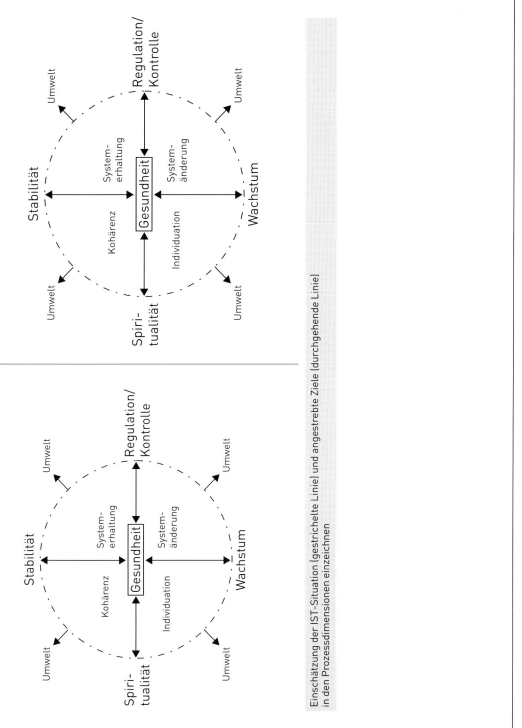

Einschätzung der IST-Situation (gestrichelte Linie) und angestrebte Ziele (durchgehende Linie) in den Prozessdimensionen einzeichnen

Abbildung 4-16

Interventionen

Hausgemeinschaft St. Magnus **Name: Richard Goldschmidt** **Blatt 17**

Datum	Nr.	bewohnerbezogene Maßnahmen (Anleitung, Assistenz, Übernahme, Besonderheiten, Hilfsmittel)	Anl.	Ass.	Übn.	x/24h	Datum F S N	Datum F S N	Datum F S N	Pflegebeurteilung (aus der Sicht d.Bew./aus der Sicht der Pflegefachkraft)	Datum Hz.
20.10.2009	1	Grundpflege mgs. 8.30 Uhr	X	X		1				Toilettengang alleine klappt schon ganz gut, die Zeiten haben sich bewährt (siehe Infosammlung). Der Reißverschluss der Hose bereitet Probleme (muss von MA geschlossen werden – Ehefrau kümmert sich um Änderung mit Klettverschluss).	30.10.2009
20.10.2009	2	Nutzen der Urinflasche tagsüber üben		X	X	7					
20.10.2009	3	mundgerechte Zubereitung d. Essens			X	4					
20.10.2009	4	Führen des Miktionsprotokolls			X	8					
20.10.2009	5	Hautbeobachtung			X	8				Schmerzen sind aufgrund der Schmerzprotokolls sehr diffus und unterschiedlich, Medianderung seit dem 27.10.; mit einer Wirkung ist erst in ein paar Tagen zu rechnen, daher das Schmerzprotokoll noch mindestens bis zum 15.11. führen.	
20.10.2009	6	Hilfe beim Ankleiden (mgs. + mitt.)		X		2					
20.10.2009	7	Hilfe beim Auskleiden (mitt. + abds.)		X		2					
20.10.2009	8	nächtliches Lagern/Nachfragen 2.00/6.00		X		2					
20.10.2009	9	Medikamentengabe und Vorbereitung		X		3					
20.10.2009	10	Führen des Schmerzprotokolls			X	8				Blutdruck war bislang unauffällig, ab sofort nur noch bei Hinweisen von Herrn Goldschmitt messen.	
20.10.2009	11	Blutdruck-Kontrolle 8.00/12.00/16.00/20.00			X	4					

20.10.2009			
20.10.2009	13	Besuch und Einweisung durch Sr. Evi organisieren	
	14		
	15		
	16		
	17		
	18		
	19		
	20		
	21		
		Stuhlgang	
		Sonstiges *	

Die Leistungserfassung erstreckt sich pro Formular über 14 Kalendertage

Abbildung 4-17

Pflegebericht

Hausgemeinschaft St. Magnus   **Name: Richard Goldschmidt**

Datum	Pflegeverlauf/Begründungen für Maßnahmeveränderungen/aktuelle Probleme
17.10.2009	Erstgespräch bei Herrn und Frau Goldschmitt zu Hause. Herr Goldschmitt soll am 20.10.2009 in die Hausgemeinschaft einziehen. Frau Goldschmitt pflegt ihn seit einem Schlaganfall vor 5 1/2 Jahren zu Hause. Beiden scheint dieser Schritt sehr schwer zu fallen, hatten sie doch eigentlich bislang nie in Erwägung gezogen, dass die Pflege zu Hause nicht mehr möglich sein sollte. Frau Goldschmitt leidet seit ca. 6 Monaten an heftigen Rückenschmerzen, und der Hausarzt hat dringend dazu geraten, die Pflege des Ehemannes abzugeben. Im Vorgespräch mit Frau Goldschmitt im Zuge der Anmeldung berichtet sie auch darüber, wie schwierig sich die Beziehung zu ihrem Mann gestaltet und dass sie sehr unter seinen Stimmungsschwankungen mit heftiger Unzufriedenheit über seine Situation leidet. Sie fühlt sich durch seinen «Kommandoton» oder sein «biestiges Schweigen» oft ungerecht behandelt. Durch die Gruppe pflegender Angehöriger, in der sie sich engagiert, hat sie «erst wieder gelernt, dass ich selbst auch Bedürfnisse haben darf». Die Rückenerkrankung gab dann allerdings den Ausschlag, dass der Hausarzt «ein ernstes Wort» mit Herrn Goldschmitt sprach. Dr. Wehmüller schlug St. Magnus vor. Frau Goldschmitt berichtete, dass danach erstmal «Funkstille» zwischen allen Beteiligten (vor allem ihr und ihrem Mann) herrschte. Erst durch die Kinder, die den Vorschlag des Hausarztes unterstützten und sich auch Sorgen um die Mutter machten, ließ sich Herr Goldschmitt auf diesen Vorschlag ein. «Er wolle ja schließlich nicht schuld sein, wenn Elfriede etwas passiert.» Nach einem Kurzzeitpflegeaufenthalt im Sommer konnte er sich dann entschließen, in die Hausgemeinschaft einzuziehen. Er wird am Dienstag kommen. Die Kinder werden am Wochenende das Zimmer möblieren. Wäsche zum Kennzeichnen ist schon in der Wäscherei, die Oberbekleidung nimmt Frau Goldschmitt vorerst mit, damit ihr Mann weiß, dass sie allein deswegen schon regelmäßig kommen wird. Dr. Wehmüller habe ich über die Vermutung der Apraxie informiert – ihm sei das bislang noch nicht aufgefallen, wollte sich aber um eine umfassende Diagnostik kümmern. Inkomaterial und Medikamente bringt Herr Goldschmitt erst mal von zu Hause mit, die Verordnung kann Dr. Wehmüller bei seinem Hausbesuch am 21.10. ausfüllen.
20.10.2009 20.00 Uhr	Herr Goldschmitt ist heute Vormittag eingezogen. Großes Hallo gab es, als er einen ehemaligen Sportkameraden aus seiner Seniorenfußballmannschaft traf (Herrn Olke). Der erste Tag war eher anstrengend für Herrn Goldschmitt, nach dem Kaffee in der Hausgemeinschaft wollte er gerne mit seiner Frau zum Abendessen in seinem Zimmer bleiben und seine Sachen sortieren.
	Morgen kommt der Hausmeister zum Bilderaufhängen. Morgen früh kommt Sr. Evi vom Pflegedienst und zeigt uns die «richtige Vorgehensweise» bei der Körperpflege morgens. Herr Goldschmitt ist sehr beruhigt, dass sie kommt – er ist der Ansicht, dass dann «nichts mehr schiefgehen kann». Heute Nachmittag konnte ich einen kleinen Einblick in die Toilettennutzungsproblematik bekommen. Der Transfer und das Auskleiden dauert so lange, dass es meist schon zu spät ist, was Herrn Goldschmitt sehr ärgerlich gegenüber seiner Frau werden ließ, die ihn begleitete. Ich habe Frau Goldschmitt gebeten, doch zwei drei alte normale Hosen mit Reißverschluss mitzubringen, wenn sie noch welche hat – dann können wir mal probieren, ob Herr Goldschmitt tagsüber auch mit der Urinflasche klarkommt.
21.10.2009 6.00 Uhr	Herr Goldschmitt hat unruhig geschlafen – er meinte, das sei die erste Nacht «im Hotel» immer so bei ihm. Morgens war sein Kreuzbein etwas gerötet – ich habe mit ihm vereinbart, dass ich ihm in der kommenden Nacht beim Auf-die-Seite-Drehen behilflich sein werde.
21.10.2009 17.00 Uhr	Frau Goldschmitt hat zwei Hosen mitgebracht, die hoffnungslos zu eng waren – Herr Goldschmitts größte Sorge: dass er nun Diät bekommt. Ich konnte ihn trösten, und wir einigten uns auf neue Hosen: Frau Goldschmitt wird welche zur Auswahl besorgen. Die Körperpflege morgens klappte gut, Details siehe Infosammlung. Es gab einen tränenreichen Abschied von Sr. Evi – sie will mal wieder reinschauen, machte Herrn Goldschmitt aber auch Hoffnung, dass es hier auch nette Menschen gebe …. Die beiden sind sehr humorvoll miteinander umgegangen, und es ist Sr. Evi gelungen, ihn zum Schmunzeln zu bringen – sie wirkt ziemlich direkt und geradeheraus – er jedenfalls sagte auf Nachfrage, dass er genau das an ihr mag. Da wisse er, woran er sei!
22.10.2009 6.00 Uhr	Habe heute Nacht mit Herrn Goldschmitt «geplaudert»: Es fällt ihm schon schwer, sich an das alles hier zu gewöhnen, und manche Mitbewohner gingen ihm «auf den Keks», aber solange seine Frau kommt, sei alles gut. Wir haben uns auf zwei nächtliche Besuche verständigt, zum Umlagern und Trinken. […]

Abbildung 4-18

Blatt 18

Z	RR	Puls	Temp.	Hz.
			Dieses Blatt hat im Original das Format DIN A3	

Erhebungszeitpunkte

a) Erster Erhebungszeitpunkt: Einzug in die Hausgemeinschaft

Vor dem Einzug in die Hausgemeinschaft findet das oben bereits erwähnte Gespräch zwischen Bezugspflegefachkraft, Bewohner und Familie statt. In den ersten Tagen nach dem Einzug ist der Kontakt zwischen Bewohner, Angehörigen und Bezugspflegekraft besonders intensiv. Es findet täglich ein kurzes Gespräch zwischen Bewohner, Angehörigen und Bezugspflegekraft statt, um weitere Informationen zur Klassifikation der systemischen Prozesse auszutauschen oder die Art und Vorgehensweise bei pflegerischen Interventionen aufeinander abzustimmen.

b) Zweiter Erhebungszeitpunkt: Nach der Eingewöhnungsphase

Nach zirka vier bis sechs Wochen findet wiederum ein ausführliches Gespräch mit dem Bewohner und den von ihm benannten Angehörigen statt. Die Klassifikation der systemischen Prozesse wird ergänzt bzw. aktualisiert und die passenden pflegerischen Interventionen vereinbart. Durch die Bezugspflegekraft wird in diesem Gespräch die Frage thematisiert, welche Wünsche der Bewohner an den Umgang der Pflegenden mit lebensbedrohlichen Situationen hat, in welche der Bewohner geraten kann. Bei Bedarf informiert die Bezugspflegekraft den Bewohner und seine Angehörigen über Patienten-/Betreuungsverfügungen. Weiterer Beratungs- oder Gesprächsbedarf, zum Beispiel mit anderen für den Bewohner wichtigen Personen, wird ermittelt und wenn nötig werden Vereinbarungen getroffen, wie und welche Regelungen schriftlich festgehalten werden sollen.

c) Dritter und vierter Erhebungszeitpunkt

Sofern sich keine plötzliche Veränderung der Pflegesituation ergibt, finden Aktualisierungen der Datenerhebung und der Klassifizierung der systemischen Prozesse zirka alle drei bis sechs Monate statt. Sollte eine langfristig stabile Situation erreicht worden sein, kann dieser Zeitraum auch größer gewählt werden. In akuten Krisensituationen kann es auch vorkommen, dass sich die Datenerhebung innerhalb von Tagen oder Stunden verändert, hier ist ein enger Kontakt zwischen allen Beteiligten und gegebenenfalls eine Fallbesprechung notwendig.

4.3.7
Fallbesprechungen

Wir verstehen das Instrument der pflegerischen Fallbesprechung als sinnvolle Möglichkeit, die Lebensqualität für unsere Bewohner zu verbessern. Im Mittelpunkt steht hier die Frage nach dem richtigen Handeln sowohl im ethischen als auch im pflegefachlichen Sinne. Die Fallbesprechung ist in den Disziplinen Medizin, Rechtswissenschaft und Psychologie ein in der Praxis und Ausbildung häufig angewandtes Instrument. Im Bereich der Pflege verstehen wir Fallbesprechungen als Methode, das pflegerische Vorgehen in schwierigen Pflegesituationen abzustimmen.

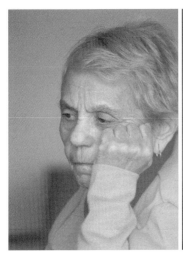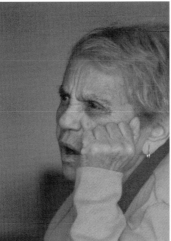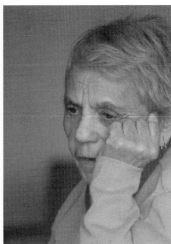

«Mit Fallbesprechungen können Mitarbeiter in der Pflegeeinrichtung die Pflegesituation eines Bewohners mit dem Ziel einer Verbesserung seiner Lebenssituation diskutieren und Lösungen für Pflegeprobleme vereinbaren. Sie dienen der Entwicklung abgestimmter Verhaltens- und Vorgehensweisen.» (MDS 2005a, 105).

Folgendes Konzept für Fallbesprechungen ist entstanden, um in Zeiten geringer werdender Ressourcen und enger werdender Rahmenbedingungen die Methode der pflegerischen Fallbesprechung möglichst effizient einzusetzen und durch die dadurch entstehende Verbindlichkeit die nachhaltige Verbesserung der Lebenssituation unserer Bewohner zu erreichen.

Ziele

1. Qualitätsverbesserung in der Lebenssituation des Bewohners und der Pflege:
Um Maßnahmen zur Überprüfung der Pflegequalität durchzuführen, wird die Fallbesprechung als Instrument vorgeschlagen. Eine direkte Qualitätsverbesserung entsteht durch die Erweiterung und Wahrnehmung neuer Handlungsmöglichkeiten. Das Interesse des Pflegebedürftigen wird in den Mittelpunkt gestellt.
2. Entlastung und Unterstützung der Mitarbeiter:
In schwierigen Pflegesituationen wirkt das Votum des Teams entlastend, unterstützend und versichernd. Pflegende erfahren diese Entlastung durch die Möglichkeit des narrativen Gesprächs. Aufgrund der intensiven Auseinandersetzung innerhalb der Fallbesprechung kann die als unzulänglich empfundene Lösung eher akzeptiert werden und auch nicht optimales Handeln wird von Mitarbeiterinnen als aushaltbar erlebt, da keine besseren Alternativen gefunden werden konnten.

3. Kompetenzentwicklung:
   Durch den systematischen fachlichen Austausch, der sich an der Komplexität des Einzelfalls orientiert, kann Kompetenz Pflegender wachsen.

Voraussetzungen

Fallbesprechungen können ihre Wirksamkeit nur in entsprechenden Rahmenbedingungen entfalten, um nicht als unverbindlicher Austausch der Pflegenden kostbare zeitliche Ressourcen zu verschlingen, ohne zu einer Verbesserung der Situation des Bewohners, seiner Familie oder der Pflegenden zu führen.

Leitungsphilosophie

Das Arbeiten mit Fallbesprechungen impliziert eine hohe Kompetenz aller beteiligten Mitarbeiter, die im Rahmen der Besprechungen für eine Verbesserung der Situation der Bewohner genutzt werden soll. Im Rahmen der Fallbesprechungen ist es also erforderlich, dass sich die beteiligten Mitarbeiter mit ihren Wahrnehmungen, Meinungen, ihrem Wissen und ihren Bedenken in die Diskussion mit einbringen. Um Mitarbeiter hierzu einzuladen und zu motivieren, ist es unbedingt erforderlich, dass es den leitenden Mitarbeitern gelingt, eine offene Atmosphäre zu gestalten, die es möglich macht, sich angstfrei in die Fallbesprechung einzubringen. Gelingen kann dies in einer Kultur, in welcher Mitarbeiter als fachkompetente und ernstzunehmende Kollegen durch die Leitung wahrgenommen werden und ein dementsprechend wertschätzender Umgang miteinander gepflegt wird.

Verantwortlichkeiten/Entscheidungsmatrix

Um eine Umsetzung der Ergebnisse von Fallbesprechungen sicherstellen zu können, die sowohl den praktischen Erfordernissen der Situation als auch den rechtlichen Anforderungen an einzelne Mitarbeiter und die verantwortlichen Leitungen gerecht wird, haben wir durch eine Matrix (s. Tab. 4-4) geregelt, wer welche Entscheidungen im Kontext von Fallbesprechungen zu treffen hat.

Rahmenbedingungen

Setting

Gruppengröße: 5–7 (problemabhängig, ggf. Gäste einladen: Angehörige, andere Therapeuten, PDL, …)
Zeiten: Übergabe: 13.00–13.45 (45')
Ort: Besprechungszimmer ohne Störung durch Telefone, Klingel, o. ä.
Frequenz: 1-mal monatlich pro WB, bei hoher Dringlichkeit max. 1-mal wöchentlich (Über die Dringlichkeit entscheidet die Pflegedienstleitung.)
Moderation: durch geschulten Mitarbeiter, der die Methode kennt, oder durch Supervisor, systemische Beraterin/Therapeutin

Tabelle 4-4: Entscheidungsmatrix für Fallbesprechungen

Entscheidung/Verantwortung	Wer?	Mit wem?	Info an
Auswahl des zu bearbeitenden Falls	Bezugspflegefachkraft		PDL
Auswahl der Methode/des Verfahrens (wird ein externer Moderator/Supervisor benötigt?)	Bezugspflegefachkraft	PDL	
Auswahl des Moderators/Supervisors	PDL	Bezugspflegefachkraft	
Entscheidung über und Einladung der Beteiligten (andere Berufsgruppen) an einer Fallbesprechung	Bezugspflegefachkraft	nur mit Zustimmung des Bewohners	PDL
Einladung der Angehörigen/Betreuer	Bezugspflegefachkraft	ggf. in Absprache mit dem Bewohner	
Wer führt das Protokoll, den Fallbesprechungsbogen?	Mitarbeiter (alphabetische Reihenfolge)		
Wer achtet auf die Einhaltung des zeitlichen Rahmens?	Moderator/Supervisor		
Entscheidungen in Bezug auf die Umsetzung pflegerischer Interventionen/Maßnahmen	Mehrheitsvotum Die Letztverantwortung für pflegerische Aspekte liegt bei der Bezugspflegefachkraft.	für rechtliche/organisatorische Aspekte mit der PDL und/oder Einrichtungsleitung	PDL und/oder Einrichtungsleitung
Dokumentation der Fallbesprechung im Dokumentationssystem	Bezugspflegefachkraft		
Information der Angehörigen/Betreuer	Bezugspflegefachkraft		

Material

Vorbereitungs-/Informationsbogen, Protokollbogen, Flipchart, Stifte, Digitalkamera zur Dokumentation, Recherchemöglichkeiten (Fachbücher, Internetzugang, Arztberichte, Telefonliste mit Experten/Ansprechpartnern)

Regeln

- Jedem Teilnehmer Zeit zum Aussprechen lassen
- Aussagen ernst nehmen, nicht abwerten
- Jeder Fallbesprechungsverlauf wird durch den/die Moderator/in visualisiert, und die Ergebnisse werden schriftlich fixiert (Pflegeplan und/oder Ergebnisprotokoll, Fotoprotokoll).
- Hinweise zur Moderation:
  - ausreichend Zeit für Fantasien, Assoziationen, Hypothesen und Ideen lassen
  - nicht vom Thema ablenken lassen
  - Redezeit bei Einzelbeiträgen beachten
  - Zeitbudget im Auge behalten

Verfahren

Fallbesprechungen werden mittels des Informationsformulars durch die Bezugs-pflegekraft vorbereitet. Die Bezugspflegekraft hat nach der Vorbereitung eine kon-krete Fragestellung oder ein Anliegen formuliert.

Die Bezugspflegekraft entscheidet gemeinsam mit der PDL, ob die zu bespre-chende Pflegesituation mittels kollegialer Beratung bearbeitet werden kann, oder ob ein Supervisor oder ein systemischer Berater benötigt wird.

Bei einer kollegialen Beratung wird die Fallbesprechung mit folgenden Phasen durchgeführt:

- Information (Erzählen) durch den «Einbringer»
- Ergänzung (Erzählen) durch das Team
- Rückfragen (Was fehlt? Was habe ich noch nicht verstanden?)
- Fantasien, Einfälle, Assoziationen, Bilder, Theorien, Hypothesen
- Ordnen (Wie lassen sich die Ideen zusammenfassen? Widersprüche, Gemein-samkeiten)
- neue Ziele (Formulierung der ev. neuen Ziele)
- (Handlungs-) Perspektiven (Was würde ich machen? Erfahrungen, Vorschläge)
- Interventionen planen
- Sharing (Was teile ich mit diesem Fall, wo erging es mir ähnlich?)
- Auswertung der Fallbesprechung (Was bedeutet der Fall für unser Team? Wie schätze ich die Zusammenarbeit ein? Rückmeldungen)

Die Ergebnisse werden von der Bezugspflegefachkraft in der Dokumentations-mappe des Bewohners dokumentiert.

5 Pflegewissenschaftliche Erklärungen und Begründungen

Die Struktur der Erläuterungen und Begründungen orientiert sich im Wesentlichen an den Elementen der Konzeption. Da es der Komplexität einer schlüssigen Pflegekonzeption von Hausgemeinschaften zuwiderläuft, Elemente losgelöst aus dem Kontext zu betrachten, mögen Fragen offen bleiben, die sich auf die Vernetzungen mit anderen konzeptionellen Elementen im System Seniorenzentrum beziehen. Dieses Problem kann nur durch die Entwicklung der angrenzenden Bausteine einer Gesamtkonzeption gelöst werden.

Wichtig zur Erläuterung scheint mir die Ergänzung zum Thema «Pflege von Menschen mit Demenz» als Teil der Rolle der Pflegenden, da es sich um eine Konkretisierung des Menschenbildes handelt, die Leitbildcharakter hat. Sie dient der Orientierung und Argumentation bei der Entwicklung von Methoden zur Umsetzung der Konzeption in den bislang beschriebenen Elementen. Aus diesem Grund fügt sich in die folgenden Erläuterungen und Begründungen ein kurzes Kapitel zum Thema ein.

5.1
Zur Struktur der Einrichtung

Die vorliegende Pflegekonzeption bezieht sich auf Hausgemeinschaften, die Teile einer vernetzten Pflegeeinrichtung mit stationärem und ambulantem Pflegeangebot sowie betreutem Wohnen sind. Alte Menschen bedürfen aufgrund von Multimorbidität, häufig verbunden mit Chronizität, der unterschiedlichsten Hilfeleistungen. Das Maß der benötigten Hilfe ist von Faktoren abhängig, die in der Umgebung, aber auch in der Person des Hilfebedürftigen liegen. Für viele Menschen ist mit der Situation der langfristigen Pflegebedürftigkeit und dem Einzug in eine Hausgemeinschaft die Perspektive der «letzten Station» und des nahen Todes verbunden. Erfahrungsgemäß erreichen einige alte Menschen in den ersten Wochen und Monaten in einer Pflegeeinrichtung wieder eine unerwartete Selbstständigkeit, die möglicherweise auf soziale Kontakte, regelmäßige Ernährung und Flüssigkeitsaufnahme, Ansporn zur Bewegung, einen strukturierten Tagesablauf und eventuell auch auf die Motivation, «wieder nach Hause» gehen zu können, zurückzuführen sein mag. Für diese Menschen bedeuten unterschiedliche Leistungsangebote eines Trägers neue Perspektiven: Die Rückkehr in die eigene Wohnung mit der Unterstützung eines ambulanten Pflegedienstes und der Lieferung von warmen Mahlzeiten verschafft mehr Unabhängigkeit, gleichzeitig aber auch Sicherheit. Zur Sicherheit gehört zu wissen, an wen man sich wenden kann, wenn Hilfe erforderlich ist. Dies ist durch eine Beratungsstelle zu gewährleisten.

Für Einrichtungen bewirkt die Vernetzung eines breiten Spektrums von Leistungsangeboten die Möglichkeit, Synergien zu nutzen. Neben der Qualität, differenzierte Pflegeleistungen anzubieten, können diese Leistungen zudem wirtschaftlicher erbracht werden als in vergleichbaren einzelnen Einrichtungen.

Die Studie «Möglichkeiten und Grenzen selbstständiger Lebensführung in Einrichtungen» ergab, dass systematische und arbeitsteilige Gestaltung der Zusammenarbeit mit Angehörigen eher in größeren Einrichtungen zu finden ist (KDA 2000, 130). In der Studie wird dies darauf zurückgeführt, dass größere Einrichtungen eher arbeitsteilige Organisationsstrukturen haben, die gelingende Angehörigenarbeit ermöglichen. Dass arbeitsteilige Organisationsstrukturen eine hohe Qualität in der Arbeit mit Angehörigen erzeugen, ist zu bezweifeln. Es fördert vielmehr die funktionsbezogene Betrachtungsweise der Situationen pflegebedürftiger Menschen. Nachvollziehbar ist aber, dass größere Einrichtungen eine höhere personelle Flexibilität haben als kleine Einrichtungen. Dies ist ein weiteres Argument für die Vernetzung verschiedener – insbesondere kleiner – Pflegeinstitutionen: Durch den Zusammenschluss kann der Personalpool vergrößert werden, und es entsteht eine höhere Flexibilität. Die Einrichtungen sind dennoch verpflichtet, Konzeptionen zu entwickeln, wie Leistungen personenorientiert über institutionelle Grenzen hinweg erbracht werden können. Leitideen hierzu lassen sich einer Pflegekonzeption entnehmen.

5.2
Leitbild

Bei der gedanklichen Entwicklung der Pflegekonzeption fiel schnell auf, dass die für Pflegeeinrichtungen üblicherweise formulierten Menschenbilder im Widerspruch zur Theorie Friedemanns stehen. Die Beschreibung der Ganzheitlichkeit eines Menschen, die sich aus Körper, Geist und Seele zusammensetzt, entspricht nicht der Definition Friedemanns, dass der Mensch als kleinstes Subsystem von sozialen Systemen zu verstehen ist und nicht in Körper, Geist und Seele unterteilt werden kann (Friedemann/Köhlen 2003, 24, 49). Einer christlichen Betrachtungsweise des Menschen als Ebenbild Gottes steht hingegen nichts im Wege. Im Gegenteil: Friedemann drückt durch ihre Theorie einen großen Respekt vor der Individualität der Menschen aus. Sie sieht die Offenheit von Systemen, die «Energie, Information und Substanzen in sich aufnehmen, verarbeiten und damit Produkte, wie Arbeit, Gegenstände, Information, Ideen oder Verhaltensweisen erzeugen. [Permanente] […] Rückkoppelungsprozesse deuten auf zirkuläre Zusammenhänge von Ursache und Wirkung hin» (Friedemann/Köhlen 2003, 24).

Von Bedeutung ist ebenfalls, dass Menschen und soziale Systeme Entscheidungen treffen können, was sie von anderen Systemen unterscheidet. In der ersten Proposition zum Konzept Mensch beschreibt Friedemann, dass «Menschen ihre Identität bestimmen und ihre Umwelt aufgrund der Beziehungen definieren, die sie mit Mitmenschen, Gegenständen und lebenden Organismen in ihrer Umwelt haben»(ebd., 26).

Pflegenden ermöglicht es durch die Interaktion mit dem Pflegeempfänger, Teil seines sozialen Systems zu werden, um durch Impulse ein Streben nach Kongruenz und damit Gesundheit zu ermöglichen. Es steht Pflegenden nicht zu, das Verhalten von Pflegeempfängern im moralischen Sinne zu bewerten. Die Klassifikation der systemischen Prozesse hilft vielmehr, das Verhalten des Pflegebedürftigen verstehen zu können, um die Pflege und die Umgebung dem Menschen anzupassen und nicht zu erwarten, dass sich der pflegebedürftige Mensch den professionell Pflegenden und ihrer Umgebung anpasst. Dieses Verständnis lässt sich sehr gut mit dem Respekt und der Achtung in Verbindung bringen, die einem Menschen entgegenzubringen ist, wenn ich ihn als Ebenbild Gottes sehen möchte.

Das Verständnis, dass alle Menschen mit übergeordneten Systemen, bis hin ins Universum, vernetzt sind und Teile verschiedener Subsysteme sind, drückt eine Grundhaltung aus, welche das Verhalten der Menschen, die in einer Pflegeinstitution arbeiten, auf allen Ebenen betrifft. Dieses Verständnis ist so grundsätzlich und weitreichend, dass es nicht nur den Pflegebereich einer Einrichtung prägt, sondern das Gesamtunternehmen. Daher finden sich im Leitbild Vorstellungen zur Gestaltung einrichtungsinterner Systeme (Teams, Leitung) und die Einbindung in externe Systeme.

Die Entwicklung der Pflegekonzeption hat gezeigt, dass die Auswahl der Pflegetheorie auch eine Kongruenz zum Leitbild der Einrichtung haben muss, gegebenenfalls muss das Leitbild der Theorie angepasst werden.

5.3
Pflegekonzeption

Die hier dargestellte Pflegekonzeption beschreibt Kernelemente einer Pflegekonzeption ohne einen Anspruch auf die abschließende Vollständigkeit eines Konzepts im Sinne der Qualitätsprüfrichtlinien des MDK zu erheben. So werden in Anbetracht der sinnvollen Eingrenzung des Themas keine Aussagen zum Beispiel zur Qualitätsentwicklung, zur innerbetrieblichen Kommunikation, zur Leistungsbeschreibung und zu Kooperationen gemacht.

5.3.1
Rolle der Pflegenden

Mit der Theorie der familien- und umweltbezogenen Pflege gewinnt ein sozialpflegerisches Verständnis an Relevanz. Insbesondere – aber nicht ausschließlich – für die Pflege von Menschen mit Demenz ist es von Bedeutung, welches Pflegeverständnis Pflegende im Umgang mit demenziell veränderten Menschen entwickelt haben. Die Betrachtungsweise von Demenz, mit der Tom Kitwood seinen personenorientierten Ansatz begründet, führt zu einem Pflegeverständnis, welches die Anwendung der Theorie des systemischen Gleichgewichts ermöglicht. Aber auch für die Beziehungsgestaltung zu nicht dementen Menschen bietet der personenzentrierte Ansatz Kitwoods wichtige Anregungen.

Zum besseren Verständnis möchte ich hier kurz wesentliche Aspekte des der Konzeption zugrunde liegenden Verständnisses von Demenz darstellen.

Kitwood beschreibt nach Quinton (1973) fünf Kriterien, die das Personsein ausmachen:

1. das Bewusstsein mit dem Bewusstsein des Selbst
2. die Rationalität, die abstraktes Denken einschließt
3. die Macht zu handeln: Absichten formulieren, Alternativen erwägen und das Handeln entsprechend ausrichten
4. die Moralität nach Grundsätzen zu leben und für seine Taten verantwortlich zu sein
5. das Vermögen, Beziehungen zu knüpfen und zu bewahren mit der Fähigkeit, Interessen, Wünsche und Bedürfnisse anderer zu verstehen und sich mit ihnen zu identifizieren.
(Kitwood 2000, 27).

Aufgrund der Betonung der Kriterien Autonomie und Rationalität in unserer sich individualisierenden Gesellschaft geraten Menschen, die genau in diesen Bereichen Unterstützung brauchen, zunehmend an den Rand der Gesellschaft. Dies geschieht, weil ihnen zwangsläufig die Kompetenzen in den Bereichen der übrigen drei Kriterien abgesprochen werden (ebd.), sie nicht als «normal» und somit als krank gelten. Durch die vermeintlich fehlende soziale Präsentabilität (Müller-Hergl in BMFSFJ 2001b, 79) können sie uns in dramatischer Weise zeigen, wie sich Leben entwickeln kann: eine Ausgrenzung bis hin zur Ablehnung ist die Folge.

Die medizinische Herangehensweise erweitert zwar mittlerweile durch entsprechende Forschung das Verständnis über die mit verschiedenen Demenzen verbundenen patho-neurophysiologischen Prozesse. Da es bislang aber nicht gelungen ist, medizinisch-therapeutische Verfahren zur Heilung oder zum Stillstand der fortschreitenden Prozesse von Demenzen zu entwickeln, hilft Pflegenden die medizinische Herangehensweise an das Thema Demenz nicht allzu viel weiter.

Alle Pflegenden, die Menschen mit Demenz pflegen oder gepflegt haben, stellen aus ihrer Erfahrung heraus fest, dass die Pflege dieser Menschen von der Umgebung und von der Beziehung zwischen Pflegebedürftiger und Pflegender abhängig ist.

Theoretisch lässt sich diese Erfahrung durch Kitwoods personenzentrierten Ansatz im Umgang mit verwirrten Menschen stützen und zur Begründung entsprechender spezieller Pflegekonzeptionen heranziehen.

Kitwoods Definition von Personsein begründet das primäre pflegerische Interesse, mit dem Pflegende Menschen mit Demenz begegnen sollten, wenn wir im Verständnis Friedemanns, Kongruenz mit ihnen erreichen wollen. «Personsein ist ein Stand oder Status, der dem einzelnen Menschen im Kontext von Beziehung und sozialem Sein von anderen verliehen wird. Er impliziert Anerkennung, Respekt und Vertrauen.» (Kitwood 2000, 27).

Daraus lässt sich eine Grundbedingung in der Interaktion mit Menschen mit Demenz ableiten: Verhalten, das den Menschen mit Demenz in seinem Personsein verletzt, ist zu vermeiden. Verhalten, das ihn in seinem Personsein achtet, fördert seine Spiritualität und sein Wachstum bei bedrohter Stabilität und Regulation/Kontrolle. Rücken die Prozessdimensionen der Kohärenz und der Individuation (teilweise auch der Systemänderung) in den Mittelpunkt pflegerischer Interventionen, ist es durchaus wahrscheinlich, dass Phasen der Kongruenz des Menschen mit sich und seiner Umwelt erreicht werden können. Dann kann sich ein Mensch trotz schwerer Demenz wohlfühlen und ist gesund.

Kitwood beschreibt 17 Verhaltensweisen gegenüber Menschen mit Demenz, die sie in ihrem Personsein verletzen:

1. Betrug
2. zur Machtlosigkeit verurteilen
3. Infantilisieren
4. Einschüchtern
5. Etikettieren
6. Stigmatisieren
7. Überholen (zeitlich unter Druck setzen)
8. Entwerten
9. Verbannen
10. zum Objekt erklären
11. Ignorieren
12. Zwang
13. Vorenthalten
14. Anklagen
15. Unterbrechen

16. Lästern
17. Herabwürdigen.
(Kitwood 2000, 75 f.)

Die Interaktion mit allen Menschen sollte frei von solcher malignen Sozialpsychologie (ebd., 73) sein. Da Menschen mit Demenz wenige oder keine Strategien haben, mit solchem Verhalten umzugehen, ist es von besonderer Bedeutung, die pflegerische Beziehung zu ihnen bewusst zu gestalten.

In diesem Verständnis ist es Aufgabe der Pflegenden, die Umwelt der Pflegebedürftigen so zu gestalten, dass Kongruenz möglich ist und pflegebedürftige Menschen in einer Institution Inkongruenz nicht deswegen erfahren, weil von ihnen – trotz der fehlenden Fähigkeiten – eine Anpassung an das System Hausgemeinschaft erwartet wird.

Die Rolle der Pflegenden wird entsprechend den Rollen als Alltagsbegleiter und als Pflegefachkräfte differenziert dargestellt. Der Einsatz von Alltagsbegleitern, welche die meiste Zeit mit den Bewohnern verbringen, ist wesentliche Kernidee der Organisationsform Hausgemeinschaft. In den Richtlinien nach § 87b Abs. 3 SGB XI zur Qualifikation und zu den Aufgaben von zusätzlichen Betreuungskräften in Pflegeheimen (Betreuungskräfte-Rl vom 19. August 2008) ist vorgesehen, Alltagsbegleiter mit einem Stundenumfang von 160 Unterrichtseinheiten in hauswirtschaftlichen Themen und Pflegetechniken zu qualifizieren. Als ungeeignet erscheint eine Differenzierung der Rollen ausschließlich anhand des Qualifikationsniveaus. Es ist vielmehr notwendig, aufgrund der Bewohnerstruktur zu entscheiden, ob ein Alltagsbegleiter eine sozial kompetente, angeleitete Mitarbeiterin ohne Ausbildung sein kann, oder ob es die Bewohnerbedürfnisse erforderlich machen, dass eine ausgebildete Pflegefachkraft mit zum Beispiel gerontopsychiatrischer Zusatzausbildung als Alltagsbegleiter eingesetzt wird.

Pflegefachkräfte

Die Rolle der Pflegefachkräfte verändert sich deutlich gegenüber unserem bisherigen Pflegeverständnis, das pflegerische Leistungen am ehesten als «Hand anlegen» versteht. Mit Friedemanns Theorie erhalten Pflegende eine Rolle, die eher beratende, koordinierende, strukturierende und befähigend-anleitende Elemente vereint, als überwiegend Pflegetechniken in Form von Körperpflege, Hilfen bei Nahrungsaufnahme und Ausscheidungen sowie der Mobilität zur Verfügung zu stellen.

Im besten Falle sind die Familie und/oder die Alltagsbegleiter in der Lage, die überwiegende Zahl der Pflegeverrichtungen in den oben genannten Bereichen selbstständig durchzuführen, wenn sie darin geschult und angeleitet wurden.

Diese Rolle der Pflegefachkräfte entspricht dem Rollenverständnis, das dem Altenpflegegesetz zu entnehmen ist. Es macht die Verantwortlichkeit für die Gestaltung der Pflegesituation deutlich und ermöglicht über dieses Verständnis, die Verantwortung für soziale Systeme und die Mithilfe bei der Gestaltung derselben zu übernehmen.

Alltagsbegleiter

Aufgrund der zentralen Bedeutung der Beziehungsgestaltung in diesem Konzept ist der Einsatz von Mitarbeitern ohne Ausbildung mit einer solch großen Nähe zu den Bewohnern und hohen Präsenz ausschließlich dem drohenden Mangel an Fachkräften und den steigenden Kosten für die Pflege geschuldet.

Denn den Alltagsbegleitern kommt die zentrale Aufgabe zu, weite Teile des Tages als soziale Bezugsperson zur Verfügung zu stehen. Ihre Beziehungsgestaltung orientiert sich am bereits erwähnten personenzentrierten Ansatz von Kitwood, sie erhält im Alltag Anleitung und Unterstützung durch die Pflegefachkräfte und nimmt an den regelmäßigen Fallbesprechungen des Pflegeteams teil. Eine intensive Einarbeitung und eine Schulung in den Inhalten der Pflegekonzeption sind ebenso wie regelmäßige Supervision unverzichtbar.

Pflegedienstleitung

Die Expertise der Pflegedienstleitung bezieht sich vorrangig auf das Pflegemanagement und nicht auf die umfassenden Kenntnisse und Fertigkeiten zur Anwendung aktuellster Pflegetechniken. Aus diesem Grund erstreckt sich die Verantwortlichkeit der Pflegedienstleitung auf die in der Konzeption genannten Bereiche.

Die Pflegedienstleitung ist aufgrund ihrer koordinierenden und übergeordneten Aufgaben von der direkten Pflege freigestellt.

5.3.2
Rolle der Familie

Definition

In der Pflegekonzeption werden die Begriffe Familie, Angehörige und Bezugspersonen synonym verwandt. Das ergibt sich aus der offenen Definition von Familie, die Friedemann nicht nur als klassische Kernfamilie oder Familie im juristischen Sinne versteht. Beck (1986) spricht von der bevorstehenden totalen Bedeutungslosigkeit der Familie. Er betrachtet diesen Vorgang nicht als bedenklich, sondern sieht in ihm die Option einer zusätzlichen Wahlmöglichkeit zwischen verschiedenen Privatformen sozialen Lebens (in Gehring et al. 2001, 22).

Die Privatformen sozialen Lebens sind als Wandel der Struktur zu verstehen, gemeinsam bleiben der Familie und anderen sozialen Lebensformen die starken emotionalen Bindungen ihrer Mitglieder (ebd., 23). Friedemanns Propositionen zum Konzept Familie stellen die Verbundenheit der Familienmitglieder in verschiedenen Bereichen wie Verantwortung für Lebensraum, Sicherheit, Fortpflanzung, Erziehung und sozialen Verhaltensregeln dar. Familien sind das System, in dem Kultur von einer Generation an die nächste überliefert wird und das emotionale Verbundenheit vermittelt.

Dies bedeutet, dass sich die Familie im Verlauf eines Menschenlebens zwangsläufig wandelt, die Kultur und Werte prägenden Eltern der Bewohner, die wir heute pflegen, leben nicht mehr, sind z. T. aber in der Welt der Menschen mit Demenz präsent. Die «lebensechten» Familienmitglieder sind mehr oder weniger präsent. Möglicherweise haben Bewohner stärkere emotionale Beziehungen zu Freunden, Nachbarn oder Mitgliedern ihrer Kirchengemeinde als zu Mitgliedern ihrer juristischen Familie. Nicht alle Menschen, die der Bewohner als seiner Familie zugehörig definiert, werden in die Pflege miteinbezogen werden können. Auch wird es Bewohner in Hausgemeinschaften geben, die tatsächlich ohne Familie alleine gelebt haben und erst wieder in der Gemeinschaft der Einrichtung beginnen, soziale Beziehungen in einem neuen System aufzubauen. Der Pflegesituation alter Menschen kommt diese offene Definition von Familie von Friedemann entgegen.

Da Bewohner und ihre Familien «Familie» häufig im juristischen Sinne definieren, halte ich es für erlaubt, gleichwertig auch die Begriffe «Angehörige» und «Bezugspersonen» zu nutzen. Im Verlauf des sich ändernden gesellschaftlichen Verständnisses von Familien wird sich diese offene Definition möglicherweise zukünftig verstärken. Vorstellbar ist auch, dass Bewohner nach einer Eingewöhnungsphase die Hausgemeinschaft als soziales System ähnlich einer Familie empfinden.

Die Bedeutung von Familien für Pflegesituationen

Verschiedene Autoren erkennen die Bedeutung der Familien für die Pflege (Gehring et al. 2001; Schmidt in Igl et al. 2002; Hillebrand/Büscher in Schnepp 2002; Smoyak in Mischo-Kelling/Wittneben 1995; Haider 2006). Überwiegend beschreiben die Autorinnen die Bedeutung der Familien im Kontext der Pflege von Kindern und beziehen sich auf Pflegesituationen älterer Menschen im häuslichen Bereich. In den Veröffentlichungen des Bundes zum Thema Familienpolitik finden sich keine Themen, die darauf schließen lassen, dass im Zusammenhang mit Familienpolitik auch an das Thema Altenpflege gedacht wird. Hier stehen die regelmäßig erscheinenden Familien- und Altenberichte des Bundes ohne die Darstellung verbindender Elemente nebeneinander. Dies erweckt den Eindruck, dass Familie in erster Linie mit der Versorgung und Erziehung von Kindern, mit Erwerbstätigkeit und mit der Vereinbarkeit beider Aspekte in Zusammenhang gebracht wird, als dass die Familie mit der Versorgung und Pflege der alten Menschen in Verbindung zu bringen ist. Das Ausmaß, in dem Familien Altenpflege erbringen, wird durchaus erfasst.[8] Darüber hinaus erhalten pflegende Angehörige durch die Pflegeversicherung eine finanzielle und soziale Grundsicherung, welche durch die Möglichkeit der Beitragszahlung in die gesetzliche Rentenversicherung und durch die Zahlung von Pflegegeld für die pflegenden Angehörigen durch die

---

8 2007 wurden rund 68 % aller pflegebedürftigen Menschen in häuslicher Umgebung versorgt, 46 % alleine durch pflegende Angehörige und 22 % durch pflegende Angehörige und ambulante Pflegedienste (Statistisches Bundesamt: www.destatis.de vom 7. Juni 2009).

Pflegekassen gegeben ist. Ansonsten findet der überwiegende Teil der Altenpflege in den Familien statt, wenngleich dies von der Öffentlichkeit und der Wissenschaft eher weniger, aber zunehmend wahrgenommen wird. Die Pflegebedürftigkeit nimmt ab dem 80. Lebensjahr sprunghaft zu.[9] In der häuslichen Umgebung übernehmen in erster Linie Töchter und Schwiegertöchter die Pflege. Ein Erklärungsmodell für das Desinteresse an den Familien in diesen Lebens- und Pflegesituationen mag die Tatsache sein, dass sich die pflegenden Kinder der hochaltrigen Menschen[10] in einem Alter befinden (ca. 55+), das volkswirtschaftlich noch nicht von besonderem Interesse zu sein scheint. Mit der Erkenntnis der wie in Kapitel 2.1 dargestellten demografischen Entwicklung mag sich das verändern.

Schwer zu erklären ist die Tatsache, dass mit dem Umzug eines pflegebedürftigen Menschen in eine stationäre Pflegeeinrichtung die Kompetenzen der Familien, die sehr häufig die Pflege zu Hause alleine oder mit Unterstützung geleistet haben, nicht mehr gefragt sind. Ein Erklärungsmodell könnte in der Entwicklung und Kultur der heutigen Pflegeeinrichtungen liegen, die sich bis in die 1970er Jahre baulich und konzeptionell an Krankenhäusern orientierten. Erst seit Mitte der 1980er Jahre spiegelt sich der Aspekt des «Lebens und Wohnens im Alter» in den Bauten und Konzeptionen von Altenpflegeheimen wider. Die Mitarbeiterschaft der Einrichtungen, die mit Alten- und mit Krankenpflegeausbildung und entsprechender beruflicher Sozialisation in den Einrichtungen arbeitet(e), prägt die Kultur der Einrichtungen im Wesentlichen. Hinzu kommt, dass der Grad der Professionalisierung der Altenpflege noch deutlich hinter dem der Krankenpflege zurück liegt.[11] So ist es durchaus nachvollziehbar, dass es Zeit in Anspruch nehmen wird, bis spezifische Konzeptionen für Altenpflegeeinrichtungen entwickelt und zudem umgesetzt werden. Deutlich jedenfalls ist die Notwendigkeit der fachlichen und gesellschaftlichen Auseinandersetzung mit Pflegebedürftigkeit im Alter, den Definitionen von Qualität von Altenpflege im Kontext mit sich verringernden wirtschaftlichen Ressourcen und der entsprechenden Konzeptionierung der Pflegepraxis.

Pflege der Familie oder Pflege des Individuums?
Aufgrund unserer sozialrechtlichen Strukturen in Deutschland ist es nicht möglich, durch Pflegekassen bezahlte Pflegeleistungen für eine Familie zu erbringen, auch wenn dies sinnvoll wäre. Leistungsempfänger ist der einzelne Versicherte. Allerdings wird in der Praxis deutlich, dass pflegerische Interventionen in Bezug

---

9 17,1 % der Männer und 23,2 % der Frauen der 80- bis 85-Jährigen sind pflegebedürftig, immerhin 42 % der über 90-jährigen Männer und 65, 3 % der Frauen in der gleichen Altersgruppe sind pflegebedürftig (KDA, 2003, 4).

10 Die Definition von Hochaltrigkeit differiert von 80+ bis 90+, also genau die Altersgruppe, bei der Pflegebedarf deutlich ansteigt (BMFSFJ, 2002, 53).

11 Das Bundesverfassungsgericht spricht in seiner Urteilsbegründung zur Altenpflegeausbildung vom 24.10.2002 gar von einer Deprofessionalisierung (Az. 2 BvF 1/01).

auf das Familiensystem sinnvoll und angemessen sind, um dem eigentlichen Pflegeempfänger gerecht zu werden. Die Planung solcher pflegerischen Interventionen setzt allerdings das Verstehen von systemischen Prozessen innerhalb der Familie des Pflegeempfängers voraus, was zur Konsequenz hat, dass sich Pflegende darum bemühen müssen, diese zu erkennen. Friedemann stellt fest: «[…] dass durch bessere Familienkongruenz auch die einzelnen Familienmitglieder Gesundheit finden» (Friedemann 2003, 60). Diese theoretisch begründbare Abgrenzung zwischen der Pflege eines Einzelnen und der Familienpflege ermöglicht es uns, zu unterscheiden, welche Leistungen durch die Einrichtung erbracht werden können, d. h. welche refinanzierbar sind und welche nicht.

Die Einbeziehung der Familien in das Pflegesystem bedeutet gleichzeitig eine Entlastung der professionell Pflegenden von direkten Pflegeleistungen an und mit dem Bewohner. In Anbetracht des anstehenden Mangels an beruflich Pflegenden scheint es für Einrichtungen beinahe existenziell, neue Konzeptionen zu entwickeln, die eine Versorgung der Pflegenden sicherstellen helfen. Aus den Studien «Möglichkeiten und Grenzen selbstständiger Lebensführung in Einrichtungen» II und IV geht hervor, dass rund 40 % der Angehörigen bereit sind, sich an der Gestaltung der Pflegesituation zu beteiligen (KDA 2000, 133 f.; Engels/Pfeuffer 2007, 28; Schneekloth et al. 2009). Die Feststellung, dass zu den Erhebungszeitpunkten (1996 und 2005) von Angehörigen hauswirtschaftliche und pflegerische Versorgungsleistungen erbracht wurden, lässt annehmen, dass Angehörige bei klarer Definition ihrer Rolle und einer strukturell und konzeptionell vorgesehenen Beteiligung sowie einer finanziellen Würdigung in gleichem oder sogar höherem Maß bereit sein werden, sich an der Pflege zu beteiligen.

Öffnungs- und Experimentierklauseln in den Landesheimgesetzen ermöglichen eine modellbezogene Konzeptionsentwicklung (z. B. § 7 (5) WTG in NRW). Die Regelungen der Rahmenverträge gemäß § 75 Abs. 1 SGB XI, die länderspezifisch die Inhalte und Bedingungen der Pflege beschreiben, eröffnen ebenfalls die Möglichkeit der rechtlichen Einordnung. Im Rahmenvertrag des Landes Nordrhein-Westfalens steht in § 5 (4): «Die Form des Hilfebedarfs orientiert sich am sozialen Umfeld des Pflegebedürftigen. Dabei sind seine angemessenen Wünsche und Kommunikationsbedürfnisse zu berücksichtigen.»

Mit dieser Formulierung ließe sich eine Pflegekonzeption auf der Grundlage der familien- und umweltbezogenen Pflege begründen. Alle weiteren Vorstellungen des Rahmenvertrages beziehen sich überwiegend auf die direkt am Pflegebedürftigen zu erbringenden Leistungen durch die Mitarbeiter der Institution.

Die sich aus dem engen Pflegebedürftigkeitsbegriff des Pflegeversicherungsgesetzes (§ 14 SGB XI) entwickelte leistungsrechtliche Definition von Pflege wird es erschweren, Pflege nach der hier beschriebenen Konzeption zu erbringen.

Um der Konzeption eine Chance der Realisierbarkeit einzuräumen, beschränkt sie sich deshalb darauf, den pflegerischen Fokus auf das Individuum im Kontext seiner sozialen Systeme zu legen und nicht die gesamte Familie in das Zentrum des pflegerischen Interesses zu stellen.

Angebote

Schneekloth und Kollegen empfehlen als Elemente einer guten Angehörigenarbeit regelmäßige Informationen, eine offene Kommunikation, feste Ansprechpartner, eine kontinuierliche Begleitung, regelmäßige Gesprächskreise, Fortbildungen, Einbeziehung in das Alltagsleben, Mitwirkung im Heimbeirat und die Anerkennung freiwilliger Arbeit (Schneekloth et al. 2009, 292 ff.). Einige dieser Aspekte werden mit dem Verständnis der Rollen der Pflegenden und der Familien erfasst, weitere werden hier vorgestellt.

Beratung

Das Beratungsangebot für pflegebedürftige Menschen und ihrer Familien basiert auf dem Verständnis, mit dem Bewohner und seiner Familie gemeinsam den Prozess der Pflege zu gestalten. Die Aufgabe der Pflegenden besteht darin, in der Klassifikation der systemischen Prozesse behilflich zu sein, indem gezielt Informationen erfragt werden und die Theorie des systemischen Gleichgewichts erklärt wird. Mit ihrem pflegerischen Wissen und ihren Erfahrungen sind sie in der Lage, Fragen zur Pflege, zur Organisation und Finanzierung der Pflege zu beantworten und Pflegeprozesse gezielt zu entwickeln. Ihr Bestreben ist es, den Pflegebedürftigen und seine Familie aktiv in den Prozess einzubeziehen.

Zur Beratung gehört «konzentriertes Zuhören, gezieltes Fragen und mitfühlende Führung bei der Interpretation von Daten» (Friedemann 2003/Köhlen, 53).

Ansprechpartner

Siehe hierzu die Erläuterungen zum Thema «Pflegesystem», Abschnitt 5.3.3.

Veranstaltungen

«Der wichtigste menschliche Prozess in der Theorie des systemischen Gleichgewichts ist es, Ängste abzubauen.» (Friedemann/Köhlen 2003, 27).

Die geplanten Veranstaltungen ermöglichen es den Betroffenen und Interessierten, Kontakt zur Einrichtung und mit anderen ebenfalls betroffenen Menschen aufzunehmen, sich auszutauschen, Vorbehalte abzubauen und an Sicherheit zum Thema «Pflege» zu gewinnen.

Die Theorie Friedemanns beschreibt eine Pflegebeziehung, die den Pflegebedürftigen und seine Familie zu aktiven Partnern der Pflegenden macht. Den Pflegeprozess aktiv mitgestalten zu können, setzt voraus, informiert zu sein, um sich bewusst für Alternativen entscheiden zu können. Die Situation der Pflegebedürftigkeit stellt Familien meist vor neue Anforderungen. Um diese Anforderungen oder die Angst davor bewältigen zu können, muss die Situation möglichst überschaubar, einschätzbar und die Entwicklungsmöglichkeiten müssen klar sein.

Immer wiederkehrende Fragen der Familien oder grundlegendes Wissen über die Pflege in einer Hausgemeinschaft lassen sich aus Perspektive der Einrichtung am schnellsten und damit wirtschaftlichsten in Informationsveranstaltungen mit mehreren Interessierten vermitteln. Solche Veranstaltungen versprechen eine gewisse Anonymität und Unverbindlichkeit, was die Überwindung erleichtert, sich mit dem Thema Altenpflege auseinanderzusetzen. Für die Einrichtung ist es effizient, auf diese Weise wichtige Informationen breit streuen zu können, die ansonsten in kostenintensiven Einzelberatungen vermittelt werden müssten.

Angehörigen-/Bewohnerbeirat

Über die Regelungen der Verordnungen im Rahmen der Landesheimgesetze, die einen Bewohnerbeirat oder einen Fürsprecher vorsehen, geht die Wahl eines Angehörigenbeirats hinaus. Dies kann nur im Interesse der Bewohner und ihrer Familien sein, da auf diese Weise eine strukturelle Mitwirkung an der Gestaltung der Einrichtung gewährleistet werden kann. Es ist vorstellbar, die gesetzlichen Regelungen auch auf den Angehörigenbeirat anzuwenden. Da es kaum Rechtsgrundlagen für einen Angehörigenbeirat gibt, bleibt hier viel Gestaltungsspielraum, der im Sinne des Managementkonzepts der Einrichtung genutzt werden kann, um eine konstruktive Zusammenarbeit mit den Familien der Bewohner zu ermöglichen. Notwendig ist es, ein detailliertes Konzept zur Mitwirkung, den Rechten und Pflichten eines solchen Gremiums zu erarbeiten und schriftlich zu fixieren.

Räumlichkeiten

Die Räumlichkeiten spielen für die Umsetzung einer Pflegekonzeption eine größere Rolle, als es hier in diesem kleinen Stichpunkt deutlich wird. Ein eigenes Kapitel zu den Räumlichkeiten ist ein weiteres Element einer Pflegekonzeption, neben den hier dargestellten Elementen der Rollen der Familien und der Pflegenden, des Pflegesystems, der Pflegeplanung/Pflegedokumentation und der Fallbesprechungen. Die Realisierbarkeit dieser Pflegekonzeption ist wesentlich auch von angemessenen Räumlichkeiten abhängig. Wenn es keine Rückzugsmöglichkeiten für Familien innerhalb der Einrichtung gibt, in deren Rahmen die Pflege der familiären Traditionen möglich ist, besteht die Gefahr, dass Familie im Altenpflegeheim nicht «stattfinden kann».

Die bauliche Anordnung von Hausgemeinschaften mit zwölf Pflegeplätzen fördert das Pflegesystem der Gruppen- bzw. Bezugspflege. Der Fokus der Mitarbeiter beschränkt sich überwiegend auf die Bewohner der eigenen Hausgemeinschaft und umgekehrt. Verwirrendes Hin- und Herlaufen vieler Mitarbeiter über lange Flure, auf deren Weg viele Bewohner viele Mitarbeiter treffen können und umgekehrt, ist damit reduziert, wenn nicht gar ausgeschlossen. Mit sternförmig gebauten Einrichtungen ist es möglich, kleine übersichtliche und damit wohnliche Bereiche innerhalb einer größeren Einrichtung zu schaffen. Eine Umsetzung dieser Pflegekonzeption in einer Einrichtung mit Wohnbereichen, die 40 bis 50 Plätze auf zwei langen Fluren umfassen, ist schwer vorstellbar.

5.3.3
Pflegesystem und Dienstplanungskonzept

Gruppenpflege/Primary Nursing

Obwohl hier nicht weiter auf die unterschiedlichen Definitionen der verschiedenen Pflegesysteme eingegangen werden soll, scheint es mir für die Umsetzbarkeit der Pflegekonzeption existenziell, die Wichtigkeit eines personenzentrierten Pflegesystems zu begründen.

Eine fragmentierte Wahrnehmung des pflegebedürftigen Menschen aufgrund ständig wechselnder Mitarbeiter, welche die pflegerischen Verrichtungen am Pflegebedürftigen durchführen, und der damit verbundenen Beziehungslosigkeit verhindert die Umsetzung der beschriebenen Pflegekonzeption, deren Grundvoraussetzung das Bestreben der Pflegenden danach ist, den Menschen als kleinste Systemeinheit in seiner Umwelt und Familie wahrzunehmen.

Ganzheit kann nach Glaser/Büssing unterschiedlich interpretiert werden. Es kann mit Ganzheit gemeint sein, dass im systemischen Sinne das Ganze mehr ist als die Summe seiner Teile. Unter Ganzheit kann auch eine Ganzheit im entwicklungspsychologischen Sinne verstanden werden oder eine Ganzheit, welche die Biografie, die sozialen Beziehungen, die kulturelle Prägung eines Menschen mit einbezieht (Glaser/Büssing 1996, 222).

Um systemische Prozesse des pflegebedürftigen Menschen wahrnehmen zu können, bedarf es der Beziehungsgestaltung, die ein möglichst hohes Maß an Kongruenz anstrebt. Voraussetzungen hierfür sind die Kompetenzen des Pflegenden und eine kontinuierliche Beziehung zwischen Pflegebedürftigem, seiner Umwelt und dem Pflegenden. Auch Krohwinkel stellt fest, dass Inkongruenz, Diskontinuität und Fragmentierung die Abhängigkeit des Pflegebedürftigen begünstigen (Krohwinkel 1993, 98 f.).

Somit setzt die Tatsache, dass der pflegebedürftige Mensch aktiv an seiner Pflege beteiligt werden soll, voraus, dass es strukturell und konzeptionell angestrebt wird, die Haltung, das Verstehen, die Wünsche und Vorstellungen, kurz: die Ganzheit der Pflegebedürftigen zu erfassen. Dazu sind vertrauensvolle Beziehungen zwischen Pflegebedürftigen, ihren Familien und den Pflegenden erforderlich.

Wachsen können solche Beziehungen im personenzentrierten Pflegesystem der Gruppenpflege, die sicherstellt, dass Bewohner und ihre Familien einen Ansprechpartner haben, der umfassend und kontinuierlich zuständig ist.

Mit Blick auf die Gesundheit der Mitarbeiter scheint ein Pflegesystem, welches die Stärkung und Förderung von Beziehungen zwischen Pflegebedürftigen und Pflegenden verfolgt, ebenfalls das Richtige zu sein. Anforderungsvielfalt, Möglichkeiten zur sozialen Interaktion, Autonomie bzw. Tätigkeitsspielräume, Lern- und Entwicklungsmöglichkeiten sowie Ganzheitlichkeit und Sinnhaftigkeit werden (nach Hacker) als Elemente des Konzepts der vollständigen Tätigkeit beschrieben (Glaser/Büssing 1996, 223), das der Gesundheits- und Persönlichkeitsförderung von Mitarbeitern dient. Büssing nimmt an, dass auch für Pflegepersonal gilt, dass die Übernahme «vollständiger Tätigkeiten eine Aufgabenorientierung bewirken und ein intrinsisches Motivationspotenzial auslösen [kann], das für das Wohlbefinden, die Zufriedenheit, die Gesundheit und die persönliche Entwicklung des Arbeitenden mitverantwortlich ist» (ebd.).

Das Pflegesystem ist in der vorgestellten Einrichtung als Gruppenpflege organisiert und soll nach Aspekten des Primary Nursing weiter entwickelt werden. Als die wichtigsten Merkmale des Primary Nursing beschreiben Ersser/Tutton:

- Verantwortlichkeit der Primary Nurse (Bezugspflegekraft[12]) für die Pflegeprozessplanung und Pflegedurchführung
- Kontinuität der Pflege durch die Bezugspflegekraft als ständige Ansprechpartnerin
- Die Bezugspflegekraft ist in einem nicht näher definierten Ausmaß an der Pflegedurchführung beteiligt.
- Die Bezugspflegekraft kommuniziert direkt mit der Pflegebedürftigen, ihren Angehörigen und anderen Therapeuten (Ersser/Tutton 2000, 7 ff.).

Wie der Stellenplan in Tabelle 5-1 zeigt, ist die Umsetzung dieser theoretischen Aspekte aufgrund der personellen Ausstattung der Praxis nur begrenzt möglich. Aufgrund des hohen Anteils teilzeitbeschäftigter Pflegefachkräfte lassen sich diese Aspekte des Primary Nursing nicht kontinuierlich und konsequent umsetzen.

Unklarheiten bestehen in Bezug auf die Verantwortlichkeit. Im Sinne der Gemeinsamen Grundsätze und Maßstäbe zur Qualität nach § 80 SGB XI sind

«die von der vollstationären Pflegeeinrichtung angebotenen Pflegeleistungen unter ständiger Verantwortung einer ausgebildeten Pflegefachkraft [...] durchzuführen. Pflege unter ständiger Verantwortung einer ausgebildeten Pflegefachkraft bedeutet, dass diese auf der Basis der unter 1.1 genannten Ziele u. a. verantwortlich ist für:

- die Anwendung der beschriebenen Qualitätsmaßstäbe im Pflegebereich
- die fachliche Planung der Pflegeprozesse
- die fachgerechte Führung der Pflegedokumentation
- die an dem Pflegebedarf orientierte Dienstplanung der Pflegekräfte
- die regelmäßige Durchführung der Dienstbesprechungen innerhalb des Pflegebereiches.» (Gemeinsame Grundsätze und Maßstäbe zur Qualität und Qualitätssicherung vom 7. März 1996, Kapitel 3.1.1.2.)

Verantwortliche Pflegefachkraft kann nach § 71 SGB XI sein, wer ein Pflegeexamen hat, in den letzten fünf Jahren wenigstens zwei Jahre hauptberuflich im Pflegeberuf gearbeitet hat und eine Weiterbildungsmaßnahme für leitende Funktionen mit mindestens 460 Stunden absolviert hat.

---

12 Im Weiteren wird die im deutschen Sprachraum gebräuchliche Bezeichnung «Bezugspflegekraft» benutzt.

Tabelle 5-1: Stellenplan

Hausgemeinschaft 1	1	Bezugspflegekraft (PFK)	0,90	**Hausgemeinschaft 3**	1	Bezugspflegekraft (PFK)	0,90
	2	Bezugspflegekraft (PFK)	0,90		2	Bezugspflegekraft (PFK)	0,90
	3	Pflegefachkraft	0,50		3	Pflegefachkraft	0,50
	4	Alltagsbegleiter	0,50		4	Alltagsbegleiter	0,50
	5	Alltagsbegleiter	0,50		5	Alltagsbegleiter	0,50
	6	Alltagsbegleiter	0,50		6	Alltagsbegleiter	0,50
	7	Alltagsbegleiter	0,50		7	Alltagsbegleiter	0,50
	8	Aushilfen (GfB)	0,15		8	Aushilfen (GfB)	0,15
	9	Aushilfen (GfB)	0,15		9	Aushilfen (GfB)	0,15
		SUMME	**4,60**			**SUMME**	**4,60**
Hausgemeinschaft 2	1	Bezugspflegekraft (PFK)	0,90	**Hausgemeinschaft 4**	1	Bezugspflegekraft (PFK)	0,90
	2	Bezugspflegekraft (PFK)	0,90		2	Bezugspflegekraft (PFK)	0,90
	3	Pflegefachkraft	0,50		3	Pflegefachkraft	0,50
	4	Alltagsbegleiter	0,50		4	Alltagsbegleiter	0,50
	5	Alltagsbegleiter	0,50		5	Alltagsbegleiter	0,50
	6	Alltagsbegleiter	0,50		6	Alltagsbegleiter	0,50
	7	Alltagsbegleiter	0,50		7	Alltagsbegleiter	0,50
	8	Aushilfen (GfB)	0,15		8	Aushilfen (GfB)	0,15
	9	Aushilfen (GfB)	0,15		9	Aushilfen (GfB)	0,15
		SUMME	**4,60**			**SUMME**	**4,60**

Durch diese Formulierung entsteht eine Verquickung zwischen pflegefachlicher Verantwortung für den Pflegeprozess und der Managementverantwortung. Abgeleitet haben Praktiker daraus, dass der Pflegedienstleiter zeitgleich die Position der Verantwortlichen Pflegefachkraft nach § 71 SGB XI übernimmt. Die daraus entstehenden speziellen fachlichen Anforderungen beider Bereiche, wie Pflege und Pflegemanagement, führen meines Erachtens seit Jahren zu einer Überforderung dieser Mitarbeiter und tragen zu den unzulänglichen Bedingungen der stationären Altenpflege bei.

Durch ein Urteil des Bundessozialgerichts vom 24. September 2002 (Az: B 3 P 14/01 R) wurde festgestellt, dass die Vertragsparteien, durch welche die Gemeinsamen Grundsätze und Maßstäbe zur Qualität nach § 80 SGB XI vereinbart wurden, nicht befugt sind, die gesetzlichen Regelungen des SGB XI zu erweitern oder zu verschärfen, sondern nur auszulegen. Einrichtungen konnten bis zur Reform des Pflegeversicherungsgesetzes zum 1. Juli 2008 nicht verpflichtet werden, eine verantwortliche Pflegefachkraft zu beschäftigen, die eine Weiterbildungsmaßnahme für leitende Funktionen mit mindestens 460 Stunden absolviert hat.

Tabelle 5-2: Landesbezogene Stellenberechnung. Die Stellenberechnung basiert auf den Anhaltszahlen des Ersten Berichts des Bundesministeriums für Familie, Senioren, Frauen und Jugend über die Situation der Heime und die Betreuung der Bewohnerinnen und Bewohner Deutschland (2006).

Land	Personalschlüssel in Pflegestufe (Bewohner pro Vollzeitstelle)					Stellen St. Magnus Mittelwert des Korridors	Stellen St. Magnus Höchstwert des Korridors	Stellen nach § 87b [1] 3.	Stellen gesamt St. Magnus Mittelwert des Korridors	Stellen gesamt St. Magnus Höchstwert des Korridors
	0	1	2	3	Härtefall					
Baden-Württemberg		3,96–3,13	2,83–2,23	2,08–1,65		18,46	20,91	1,20	19,66	22,11
Bayern	6,7	3,0	2,5	2,0		19,07	19,07	1,20	20,27	20,27
Berlin	7,74	4,64	2,73	2,11		16,10	16,10	1,20	17,30	17,30
Brandenburg		4,53	3,32	2,12		14,80	14,80	1,20	16,00	16,00
Bremen	6,28–6,79	3,77–4,08	2,33–2,55	1,88–2,04		18,04	18,84	1,20	19,24	20,04
Hamburg	12,79–12,31	4,22–4,06	2,48–2,39	1,76–1,69		18,53	18,89	1,20	19,73	20,09
Hessen[1]		9,2 (49)	4,6 (20)	3,0 (16)	2,3 (12)	11,77	11,77	1,20	12,97	12,97
Mecklenburg-Vorpommern[2]		4,71–4,07	3,38–2,64	2,24–1,83		15,76	17,60	1,20	16,96	18,80
Niedersachsen	12,16–14,5	3,65–4,5	2,43–3,0	1,82–2,2		16,88	18,79	1,20	18,08	19,99
NRW	8,0	4,0	2,5	1,8		18,21	18,21	1,20	19,41	19,41
Rheinland-Pfalz	8,7–8,3	4,3–4,1	2,9–2,7	1,9–1,7		17,10	17,81	1,20	18,30	19,01
Saarland	8,0	3,92	2,81	2,07		16,64	16,64	1,20	17,84	17,84
Sachsen	es liegen keine Informationen vor									
Sachsen-Anhalt		3,65–4,55	2,43–3,00	1,82–2,2		16,88	18,79	1,20	18,08	19,99
Schleswig-Holstein[3]	12,0–9,0	6,0–4,05	4,0–3,05	2,8–2,28		16,97	19,06	1,20	18,17	20,26
Thüringen	Keine Angaben									
Bewohnerstruktur St. Magnus (Belegungsstruktur entspricht den Bundesdeutschen Durchschnittswerten)	Berechtigte nach § 87b SGB XI: 30 / 17	21	10							

1 Nachtdienst in Klammern

2 Anhaltszahlen basieren auf den Ergebnissen des Schiedsspruchs nach § 20 Landesrahmenvertrag nach § 75 SGB XI vollstationär. Aktenzeichen Schied. SGB XI GZ 06/05 vom 03.05.06 http://www.bpa.de/upload/public/doc/mv_sp-20_rv.pdf (Zugriff am 10.07.2009)

3 Nachtdienst: erste 20 Plätze 2,29 Stellen, darüber 1:20

Dieses Urteil eröffnete zwischen 2002 und 2008 die Trennung von Verantwortlichkeit für die Pflegeprozessplanung im Sinne des Primary Nursing und der Gesamtverantwortung für den Pflegedienst.

Seit der Reformierung des Pflegeversicherungsgesetzes wurde die Qualifikation der verantwortlichen Pflegefachkraft verbindlich in § 71 SGB XI festgeschrieben. Eine Trennung der Verantwortung für betriebliche Managementaufgaben und Pflegeprozesse ist nunmehr ausschließlich dann möglich, wenn die Bezugspflegefachkraft über eine mindestens 460 Stunden umfassende Weiterbildung verfügt. Im Hinblick auf Benners Modell der Pflegekompetenzstufen (Benner 1994) erscheint es ohnehin ratsam, dass Bezugspflegekräfte ihre Verantwortung nur dann wahrnehmen können, wenn sie entsprechend weitergebildet und erfahren sind.

Stellenplan

Mangels einer gültigen Vereinbarung gemäß § 75 SGB XI über die Anwendung eines Instrumentes zur Personalbedarfsermittlung und der überwiegend nicht mehr als verbindlich anzusehenden Personalanhaltszahlen ist es kaum möglich, einen Stellenplan zu erstellen. In vielen stationären Einrichtungen, in denen die Pflege in einem Hausgemeinschaftskonzept organisiert werden soll, wird anhand steigender Überstunden deutlich, dass die in Pflegesatzverhandlungen vereinbarten Stellen nicht für ein Dienstplanungskonzept, das Alltagsbegleiter für jede Hausgemeinschaft vorsieht, ausreichen.

In Tabelle 5-2 werden die entsprechenden Stellen dargestellt, die sich bei einer bundesdurchschnittlichen Bewohnerstruktur der Hausgemeinschaften errechnen lassen. Das angestrebte Tagesprofil der personellen Besetzung einer Hausgemeinschaft in St. Magnus wird in Abbildung 5-1 dargestellt.

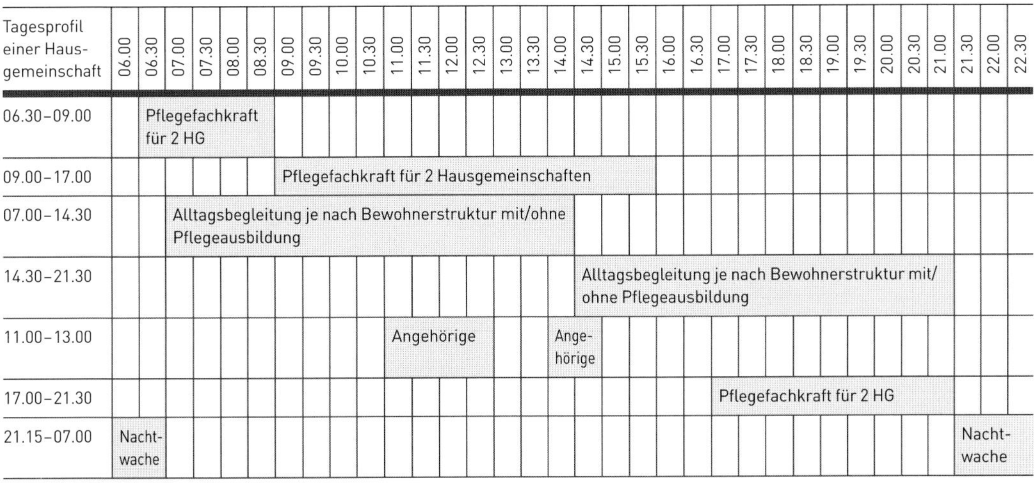

Abbildung 5-1: Tagesprofil des Personaleinsatzes

Mit der «Arbeitsplatzmethode» lassen sich die erforderlichen Stellen berechnen (s. Abb. 5-2):

$$\frac{\text{Anzahl der MA} \times \text{Stunden/Tag} \times \text{Wochenarbeitstage} \times \text{Ausfallfaktor}}{\text{Wochenarbeitszeit (VZ-Stelle)}} = \text{Anzahl VZ-Stellen}$$

Abb. 5-2: Arbeitsplatzmethode

Bei der Errechnung der notwendigen Stellen ist nicht die Leistungsmenge relevant, sondern die Notwendigkeit der Anwesenheit einer Anzahl von Mitarbeitern zu einer bestimmten Zeit.

Festzulegen ist die:

- Anzahl der benötigten Mitarbeiter, die zeitgleich anwesend sein müssen
- Anzahl der zu besetzenden Tage der Woche
- Anzahl der zu besetzenden Stunden am Tag
- Höhe des Ausfalls (Ausfallfaktor)
- Arbeitszeit pro Woche eines vollzeitbeschäftigten Mitarbeiters.

In Tabelle 5-3 werden entsprechend dem geplanten Tagesprofil die benötigten Stellen errechnet. Berechnungsgrundlage bilden folgende Annahmen:

- Die Hausgemeinschaft soll an jedem Wochentag gleich besetzt sein.
- Die wöchentliche Arbeitszeit eines Vollbeschäftigten beträgt 39 h/Woche.
- Der Ausfallfaktor wird mit 1,25 berechnet, der einem Ausfall von 20,2 %[13] entspricht. Dieser Ausfallwert ergibt sich unter Berücksichtigung von durchschnittlich 51 Ausfalltagen, davon 15 Tagen Krankheit (vgl. BGW 2007, 36 ff.).

Dem Rechenbeispiel für St. Magnus liegen folgende Annahmen zugrunde:

- Die vier Hausgemeinschaften St. Magnus werden nachts durch einen Mitarbeiter betreut, der bei entsprechenden Notfällen eine Rufbereitschaft zu Hilfe holen kann. Entsprechend tarifvertraglichen Regelungen wird davon ausgegangen, dass die Rufbereitschaft von 21.30–6.30 Uhr mit 12,5 % der Rufbereitschaftszeit in Freizeitausgleich abgegolten wird. Dies entspricht einem täglichen Umfang von gut einer Stunde.
- Die den Vergütungsverhandlungen zugrunde gelegten Anhaltszahlen der Bundesländer (in Tab. 5-2) beziehen sich auf vollstationäre Pflegeeinrichtungen und berücksichtigen die Besonderheiten von Haus- und Wohngemeinschaften nicht.

---

13 Bei einer Bruttoarbeitszeit (BAZ) von 1973,4 h/Jahr.

- Mitberücksichtigt wurden zusätzliche Betreuungskräfte nach § 87b SGB XI für 30 Bewohner. Aufgrund der bundeseinheitlichen Regelung des SGB XI ergibt sich für alle Länder die gleiche Stellenanzahl.
- Um mit den refinanzierbaren Stellen in personell gut ausgestatteten Ländern annähernd auszukommen, wurde ein personelles Tagesprofil entwickelt, in dem zeitweise eine Pflegefachkraft für zwei Hausgemeinschaften zuständig ist.

Die Zahlen verdeutlichen bereits hier, dass das Personalmanagement für Hausgemeinschaften die größte Herausforderung darstellt. Nur in zirka einem Drittel der Bundesländer liegen benötigte Stellen und Personalanhaltszahlen so dicht beieinander, dass bei regelrechter Einbeziehung der Angehörigen in die Betreuung eine Chance besteht, das Konzept zu realisieren.

Anhand der Ergebnisse von Engels/Pfeuffer für die Studie MuG IV wird deutlich, dass Angehörige am ehesten bereit sind, betreuende Tätigkeiten zu übernehmen (Engels/Pfeuffer in Schneekloth et al. 2009, 233 ff.). Versucht wurde daraufhin eine neue Stellenberechnung, welche die Mithilfe von Angehörigen bei der Mittagessensversorgung und die Übernahme der Betreuungszeit zwischen 14.00 und 15.00 Uhr berücksichtigt. Die Ergebnisse in Tabelle 5-4 zeigen, dass hierdurch eine Annäherung an die refinanzierbaren Stellen erzielt werden kann. Ein Pro-

Tabelle 5-3: Stellenbedarf auf der Basis des Tagesprofils

Zeit	Anzahl	Mitarbeiter	Dauer	Wochentage	Stellenbedarf
21.15–7.00	1	Nachtwache	9,75	7	2,19
6.30–9.00	2	Pflegefachkraft	2,5	7	1,12
6.30–9.00	2	Mitarbeiterin ohne Pflegeausbildung	2,5	7	1,12
9.00–17.00	2	Pflegefachkraft	7	7	3,14
7.00–14.30	2	Präsenzkraft ohne Pflegeausbildung	7	7	3,14
7.00–14.30	2	Präsenzkraft mit Pflegeausbildung	7	7	3,14
14.30–21.30	1	Pflegefachkraft	6,5	7	1,46
14.30–21.30	3	Präsenzkraft	6,5	7	4,38
11.00–13.00	4	hauswirtschaftliche MA	2	7	1,79
17.00–21.30	2	Pflegefachkraft	4,5	7	2,02
21.30–6.30	1	Rufbereitschaft	1,13	7	0,25
		Summe für 4 Hausgemeinschaften à 12 Bewohner			23,75[1]
		Fachkraftquote in %			55,00

1 Ausfallfaktor: 1,25; wöchentliche Arbeitszeit 39 h/Wo/VZ-Beschäftigung

blem bei dieser Überlegung stellt die Tatsache dar, dass mit der Mithilfe der Angehörigen keine Pflegesatzreduktion oder Rückvergütung für deren Leistungen einhergehen darf, da die erforderlichen Stellen der hauptamtlichen Mitarbeiter durch den verhandelten Pflegesatz refinanziert werden müssen.

Leistungsverdichtung (ausgelastete Einrichtung, viele Bewohner in hohen Pflegestufen), Zeiten geringerer Leistungsdichte (freie Plätze, viele Bewohner in keiner oder einer niedrigen Pflegestufe) und Arbeitsspitzen können aufgrund des Anwesenheitsprinzips nur bedingt durch flexible Arbeitszeitmodelle, Aushilfen oder Leistungen von Zeitarbeitern kompensiert werden.

Bedenklich, aber der Realität entsprechend, scheint mir die Tatsache, dass der Betrieb des Seniorenzentrums aufgrund seiner geringen Größe in dieser Struktur (vier Hausgemeinschaften) fast ausschließlichen mit Teilzeitmitarbeitern sicherzustellen ist. Zum einen ist es fraglich, ob sich gut qualifizierte Mitarbeiter mit einer Teilzeitstelle zufrieden geben, zum anderen ist unsicher, ob unabhängige Mitarbeiter mit dem entsprechend geringeren Verdienst einer Teilzeitbeschäftigung auskommen können und wollen.

Der Stellenplan in Tabelle 5-1 verdeutlicht die Zuordnung der Stellen entsprechend ihrem Umfang und der notwendigen Qualifikation zu den Hausgemeinschaften.

Tabelle 5-4: Stellenbedarf bei Einbeziehung der Angehörigen

Zeit	Anzahl	Mitarbeiter	Dauer	Wochentage	Stellenbedarf
21.15–7.00	1	Nachtwache	9,75	7	2,19
6:30–9.00	2	Pflegefachkraft	2,5	7	1,12
6.30–9.00	2	Mitarbeiterin ohne Pflegeausbildung	2,5	7	1,12
9.00–17.00	2	Pflegefachkraft	7	7	3,14
7.00–14.15	2	Präsenzkraft ohne Pflegeausbildung	6,75	7	3,03
7.00–14.15	2	Präsenzkraft mit Pflegeausbildung	6,75	7	3,03
14.00–15.00	4	Angehörige	1	7	ohne Berechnung
14.45–21.30	1	Pflegefachkraft	6,25	7	1,40
14.45–21.30	3	Präsenzkraft	6,25	7	4,21
11.00–13.00	4	Angehörige	2	7	ohne Berechnung
17.00–21.30	2	Pflegefachkraft	4,5	7	2,02
21.30–6.30	1	Rufbereitschaft	1,13	7	0,25
Summe für 4 Hausgemeinschaften à 12 Bewohner mit Einbeziehung der Angehörigen					21,51
Fachkraftquote in %					59,97[1]

1 Ausfallfaktor: 1,25; wöchentliche Arbeitszeit 39 h/Wo/VZ-Beschäftigung

In größeren Organisationseinheiten ist es möglich, die Stellen mittels eines erlösbezogenen Verteilungsschlüssels den einzelnen Organisationsbereichen entsprechend ihrer Bewohnerstruktur aufgrund der Pflegestufen zuzuordnen. In Hausgemeinschaften scheidet diese ansatzweise leistungsbezogene Zuordnung von Arbeitszeit aus, da hier das Anwesenheitsprinzip handlungsleitend für die Einsatzplanung ist. Die Ungleichverteilung von Leistungserfordernissen bei gleicher personeller Ausstattung der einzelnen Hausgemeinschaften wird in der Praxis zu Schwierigkeiten führen. In einer Hausgemeinschaft sind die Mitarbeiter im Vergleich zu einer anderen Hausgemeinschaft wenig be- und ausgelastet, in einer Hausgemeinschaft mit einer Bewohnerstruktur mit hohem Pflegebedarf wird die personelle Ausstattung im Vergleich unterdurchschnittlich sein. Folgen dieser fehlenden Steuerungsmöglichkeit können eine unterschiedliche bzw. schwankende Pflegequalität und ein höherer Ausfall bei Mitarbeitern aufgrund höherer Belastung sein.

Diesem Phänomen könnte durch zwei Maßnahmen begegnet werden: Die Zuordnung der Bewohner geschieht geplant. Es wird beim Einzug in die Hausgemeinschaft entweder aufgrund des Pflegebedarfs in Form der Intensität (Pflegestufe) oder Qualität (spezielle Pflegeerfordernisse, zum Beispiel unterschiedliche Schweregrade der Demenz, mit oder ohne herausforderndem Verhalten oder somatische versus psychische Erkrankungen) entschieden, wer in welche Hausgemeinschaft einzieht. Konsequenterweise müsste ein Bewohner aufgrund eines sich ändernden Pflegebedarfs auch innerhalb der vier Wohngemeinschaften umziehen. Eine andere Möglichkeit besteht darin, die den Hausgemeinschaften eigentlich implizite Untrennbarkeit von Wohnen und Schlafen in Frage zu stellen. Für St. Magnus könnte das konkret bedeuten, dass nur drei Hausgemeinschaften mit Alltagsbegleitern eine Tagespräsenz von Mitarbeitern zur Verfügung stellen. Es kann davon ausgegangen werden, dass sich ohnehin nicht alle zwölf Bewohner einer Wohngruppe tagsüber in der Gruppe der Mitbewohner aufhalten werden. Das würde bedeuten, dass betreuungsbedürftige Bewohner der Hausgemeinschaft, deren Gruppe am wenigsten Betreuung benötigt, in einer der anderen Hausgemeinschaften den Tag verbringen würden. Diese Form der Organisation hätte für einen Teil der Bewohner Ähnlichkeiten mit dem Prinzip der Tagespflege. Für die Einrichtung würde diese Regelung der Personalplanung gewisse Spielräume schaffen, welche die ohnehin schwierige Personaleinsatzplanung etwas entspannen könnten.

Die Praxis in Seniorenzentren, den Hauswirtschaftsbereich als eigenständigen Bereich aufzugeben und die entsprechenden Stellen den Hausgemeinschaften zuzuordnen, hat den Vorteil des größeren Personalpools der einzelnen Hausgemeinschaft. Zwei Argumente sprechen aber gegen diese Vorgehensweise:

- Mit der Dezentralisierung der Leistungen in die Hausgemeinschaften verbunden ist eine weniger rationelle Durchführung der an diese Stellen geknüpften Leistungen. Die Stellenberechnung des hauswirtschaftlichen Bereichs beruht auf Praxisabläufen eines Großhaushaltes, d. h. es kann davon ausgegangen werden, dass Tätigkeiten in kleineren Einheiten weniger effizient erbracht werden können. Als Beispiel kann die zentrale Bestellung beim Großhändler, der die Ware anliefert, dienen oder die Zubereitung von Obst und Gemüse mit einer Küchenmaschine. In einer Zentralküche fällt für die Reinigung nach der Nutzung einmal eine Reinigung in einer schnellen gewerblichen Spülmaschine an, in Hausgemeinschaften müssten mit der gleichen Arbeitszeit vier Geräte möglicherweise von Hand gereinigt werden.

- Aufgrund der wachsenden Multimorbidität der Bewohner sind zunehmende unterschiedliche Anforderungen an die Ernährung und Nahrungszubereitung zu stellen (Diäten aufgrund von Stoffwechselstörungen, Allergien und Unverträglichkeiten, Nahrung unterschiedlicher Konsistenzen bei Schluckstörungen, Fingerfood). Diese Anforderungen setzen eine Fachlichkeit und eine Infrastruktur voraus, die von Alltagsbegleitern, deren Kernkompetenz in der Gestaltung sozialer Beziehungen mit Menschen, die auch herausforderndes Verhalten zeigen, nicht erwartet werden kann.

Ungeachtet dieser Kritik an der konsequenten Dezentralisierung ist es natürlich sinnvoll und begrüßenswert, einzelne Komponenten oder Mahlzeiten mit den Bewohnern in der Hausgemeinschaft herzustellen. Die Strukturierung des Tages durch von Bewohnern als bekannt und sinnvoll erlebte Tätigkeiten als handlungsleitendes Ziel unterscheidet sich dabei hingegen von dem Ziel der steten Eigenständigkeit im Bereich der Hauswirtschaft im Sinne des Normalitäts- und Selbstbestimmungsprinzips. Die Verlagerung hauswirtschaftlicher Tätigkeiten von einem zentralen Leistungsbereich in die Hausgemeinschaften ist nicht nur mit der Chance verbunden, eine Vielzahl von Alltagstätigkeiten mit den Bewohnern durchzuführen. Untrennbar damit ist auch die Verantwortung der Mitarbeiter verbunden, die trotz der begrenzten personellen Ausstattung dafür Sorge zu tragen haben, dass «der Haushalt» klappt. Damit verknüpft sind existenzielle Aspekte, wie eine angemessene Ernährung.

Als Fazit dieser Überlegungen zum Personaleinsatz kann festgestellt werden:

- Hausgemeinschaften mit weniger als zwölf Bewohnern pro Gruppe lassen sich mit den derzeit zur Verfügung stehenden Stellen personell nicht bewirtschaften.
- Um eine personelle Flexibilität zu erreichen, muss überwiegend mit teilzeitbeschäftigten Mitarbeitern gearbeitet werden, was dem Prinzip der festen Bezugspersonen entgegensteht und häufig nicht den Bedürfnissen der Mitarbeiter entspricht.
- Wird mit Vollzeitbeschäftigten geplant, werden geteilte Dienste nicht zu vermeiden sein.
- Ein erhöhter Personalbedarf kann nur durch die Einbeziehung von Angehörigen oder eine Erhöhung der Stellen gedeckt werden.

- Die erstgenannten Aspekte sind nicht gut geeignet, Menschen für eine Ausbildung oder langfristige Arbeit in der Altenpflege zu motivieren.
- Wenn Hausgemeinschaften politisch gewünscht sind, gilt es bei der Gesetzgebung zu bedenken, dass der Personalbedarf nicht ausschließlich nach Leistungsaspekten in Bezug auf den Pflegebedarf berechnet werden darf, sondern der Aspekt der notwendigen Anwesenheit ebenso in der Personalbemessung zu berücksichtigen ist.

Pflegeeinsatzplan

Dieses Instrument (s. Tab. 4-2, S. 62) wurde noch nicht in der Praxis erprobt, ist aber die logische Konsequenz aus der in Hausgemeinschaften notwendigen Kooperation zwischen Bewohnern, ihren Familien und den Mitarbeitern, die mit der Anwendung der Theorie und dem Einzug der Qualitätsmanagement-Idee (und damit einer «Kundenorientierung») in die Einrichtungen verbunden ist. Dem Pflegeeinsatzplan liegt das Verfahren des «Blueprinting» zugrunde.

> «Das Blueprinting dient dazu, den Serviceprozess in einem Ablaufdiagramm zu visualisieren und die Punkte zu identifizieren, an denen KundInnen und AnbieterInnen Kontakt haben. Aktivitäten im Hintergrund werden hinter einer sog. Line of Visibility abgebildet, für den Kunden bzw. Kundin sichtbare Aktivitäten davor.» (Gelbrich 2007, 619).

Ziel des Blueprintings ist es, den Serviceprozess aus Sicht des Bewohners zwischen für ihn sicht- und spürbare Interaktionen von den «Hintergrundaktivitäten» zu unterscheiden.

Diese Betrachtungsweise der Kooperation zwischen den Beteiligten wird dem Umstand gerecht, dass keine Pflegeleistung ohne das Zutun des Bewohners möglich ist (Fließ/Kleinaltenkamp 2004, 392). Obwohl einer der Kerngedanken der Hausgemeinschaft das gemeinsame Erleben des Alltags in der Gruppe ist, scheint es mir hilfreich, mit diesem Verfahren die Perspektive des Bewohners in den Blick zu nehmen. Von Vorteil scheint mir an dieser Planungsweise, dass die optische Darstellung des Tagesverlaufes in Bezug auf Interaktionen jedes einzelnen Bewohners deutlich macht, welche und wie viele soziale Kontakte ein Bewohner innerhalb eines Tages/einer Woche erlebt. Möglicherweise erklärt sich allein durch einen Blick auf den Pflegeeinsatzplan die Unzufriedenheit, Zurückgezogenheit, Verwirrtheit oder Erkrankung eines Menschen, und das Vorgehen mit dieser Methode hilft, herauszufinden und zu klären, welche Kontakte zu welcher Zeit hilfreich, notwendig, gewünscht oder zu vermeiden sind.

Es erscheint sinnvoll, in einer weiteren Zeile den jeweiligen Anlass des Kontaktes festzuhalten, zum Beispiel Abkürzungen der im Interventionsformular vorgegebenen Leistungen, Teilnahme an einer Veranstaltung oder Tagesgruppe, Physiotherapie, Gespräche mit der Familie, usw.

Dienstplanungskonzept

Da sich das Konzept der Personaleinsatzplanung in den Dienstplänen widerspiegelt und sich im Sprachgebrauch stärker an der Praxis orientiert, benutze ich den Begriff des Dienstplanungskonzepts.

Mit der Einsatzplanung der Mitarbeiter steht und fällt die Umsetzung der Pflegekonzeption. Neben der Zielsetzung der Pflegekonzeption müssen in einem Dienstplanungskonzept auch die verschiedenen Bedürfnisse der Mitarbeiter Berücksichtigung finden. Hier gibt es Spannungsfelder, aber auch zu vereinbarende Interessen. Es gilt, diese in einem Dienstplanungskonzept darzustellen und zu priorisieren, um Klarheit über die Bedingungen zur Leistungserbringung im Rahmen der Pflegekonzeption und Klarheit über Arbeitsbedingungen der Mitarbeiter herzustellen. Ein Dienstplanungskonzept sollte immer gemeinsam mit den Mitarbeitern unter Berücksichtigung der Pflegekonzeption entwickelt werden, weil

- die intensivere Auseinandersetzung mit der Pflegekonzeption das dazu kongruente Pflegeverständnis fördert und festigt
- die Akzeptanz des Konzepts bei den Mitarbeiterinnen steigt, wenn sie an seiner Entwicklung beteiligt waren
- die Kreativität, Erfahrungen und Ideen vieler Mitarbeiterinnen zu einem besseren Ergebnis führen.

Beinhalten sollte ein Dienstplanungskonzept folgende Themen:

- klare, priorisierte **Zielformulierung** (dient der Orientierung bei Konflikten)
- Kurzbeschreibung des **Pflegesystems** (oder auf entsprechendes Kapitel der Pflegekonzeption verweisen)
- **Zuständigkeiten/Verantwortlichkeiten** (Wer bereitet Urlaubspläne vor? Wer genehmigt Freizeitausgleich? Wer erstellt den Dienstplan bis wann? Wer wertet ihn nach welchen Kriterien aus?)
- **Arbeitszeitregelungen** (Welche Dienstzeiten gibt es, welche Regelungen der Flexibilisierung gelten? Welche personelle Besetzung gilt als Normalbesetzung, Minimal- und Maximalbesetzung?)
- **Pausenregelungen**
- **Urlaubsregelungen**
- **Rufbereitschaft**
- **Umgang mit kurzfristigen Ausfällen** (Krankheit)
- **Anforderungen an den schriftlichen Dienstplan**
- **Dienstvereinbarung** mit der Mitarbeitervertretung (MAV)/Betriebsrat, die sich auf das Dienstplanungskonzept bezieht.

5.3.4
Pflegeprozessplanung und Pflegedokumentation

Dieses Kapitel wird in der Konzeption sehr ausführlich dargestellt, um die Bedeutung der Pflegeplanung und Pflegedokumentation zu bekräftigen. Im Pflegeprozess kommen die Partizipationsmöglichkeit des Pflegebedürftigen, die Rolle der Familie und die Rolle des Pflegenden zum Ausdruck. Eine ausführliche Informationssammlung in Form von Gesprächen ist unumgänglich, wenn Pflegende ein Verständnis der systemischen Prozesse des pflegebedürftigen Menschen erlangen möchten, um «im Idealfall gemeinsam, offen und aufrichtig [die Pflege] durchzuführen» (Friedemann/Köhlen 2003, 52).

Die Schritte des Pflegeprozesses, die Friedemann mit Hilfe des Akronyms *Kongruenz* beschreibt, enthalten die bekannten vier bzw. sechs Phasen des Pflegeplanungsprozesses (s. Abb. 5-3) und differenzieren darüber hinaus den Bereich der Interventionen.

Der letzte Schritt, das Zusprechen, Ermuntern und Loben, soll während des gesamten Pflegeprozesses angewandt werden und bezieht sich auf den Aspekt des Empowerment.

> «In der Pflege bezieht sich ‹Empowerment› auf die Aufgabe der Pflegeperson, in der Person die innewohnende Kraft zu wecken, um Gesundheit anzustreben. Im Sinne der Theorie des systemischen Gleichgewichts ist dieser systemische Prozess auf die Befähigung des Pflegeempfängers gerichtet, eigene Ziele zu setzen und dementsprechend der Kongruenz oder Gesundheit näher zu kommen.» (ebd., 50).

Friedemann	sechsstufiges Modell nach Fiechter/Meier	Vier-Phasen-Modell nach Mischo-Kelling
Klassifizieren der systemischen Prozesse innerhalb der vier Prozessdimensionen	Informationen sammeln	Pflegebedarf einschätzen
Offen die Theorie erklären und die systemischen Prozesse erklären	Probleme und Ressourcen finden	
Nachforschen, welche Änderungen stattfinden sollen	Ziele festlegen	Pflege planen
Gutheißen der nützlichen Handlungen	Maßnahmen planen	
Repetieren und Verstärken der nützlichen Handlungen	Maßnahmen durchführen	Durchführen
Umlernen der mangelhaften Handlungen		
Experimentieren mit neuen Handlungen		
Nützlichkeit und Erfolg der Änderungen prüfen	Überprüfen und verbessern	Evaluieren, Verbessern
Zusprechen, ermuntern, loben		

Abbildung 5-3: Gegenüberstellung unterschiedlicher Pflegeprozessmodelle modifiziert nach Schäffler et al. 2000, 31

Der Pflegeplanungsprozess bildet die Qualität der pflegerischen Beziehung ab. «Das genaue Dokumentieren von Wirkungen und Pflegeerfolgen ist von größter Wichtigkeit, falls der ganzheitliche, d. h. der umfassende Pflegeprozess je als offizielle Pflegearbeit des diplomierten Pflegepersonals anerkannt und belohnt werden soll.» (ebd., 58).

Neben den in der Konzeption angeführten Gründen ist die Bedeutsamkeit der Pflegedokumentation aus haftungsrechtlicher Sicht notwendig.

Darüber hinaus wäre eine wissenschaftliche Auswertung in Bezug auf die Kriterien der Informationssammlung und Klassifizierung der systemischen Prozesse sinnvoll, um festzustellen, inwieweit die Fragen diesem Zweck dienlich sind und ob mit der Erhebung der Antworten ein umfassendes Verstehen der Situation möglich ist.

Bedeutung und Bedingungen

Der Pflegeplanungsprozess findet seine Begründung im Transfer des kybernetischen Regelkreises, der naturwissenschaftlich betrachtet die Aufnahme, Übertragung sowie Rückkoppelung von Informationen zur Regelung und Steuerung von Systemen darstellt. Lydia Hall beschrieb den Pflegeprozess 1955 erstmals, Yura und Walsh begründeten den vierstufigen Pflegeplanungsprozess 1967 für die Krankenpflege (Stefan et al. 2006, 1 f.). Zahlreiche Pflegetheorien integrieren diese Vorgehensweise mit entsprechenden Modellen zur Planung des Pflegeprozesses. Im Jahre 1975 propagierte die Weltgesundheitsorganisation (WHO) die Anwendung des Pflegeprozesses für beruflich Pflegende. Im Jahre 1985 wurde die Verpflichtung zur Planung des Pflegeprozesses in das deutsche Krankenpflegegesetz aufgenommen. Seit Einführung des Altenpflegegesetzes 2003 kann davon ausgegangen werden, dass in der Altenpflegeausbildung die Bedeutung und Anwendung schriftlicher Pflegeprozessplanung entsprechend der einheitlichen gesetzlichen Vorgabe bundesweit vermittelt wird.

Bis heute wird das im deutschsprachigen Raum von Fiechter/Meier entwickelte Denkmodell des Krankenpflegeprozesses mit seinen Implikationen und Normen ohne kritische Reflexion oder zweckbezogene Reformationen von den Pflegenden in der deutschen Altenhilfe übernommen (Rösen 2007; Keitel/Loffing 2007, 20 f.; MDS 2005b,13). Beklagt werden zwar die Schwierigkeiten in der Anwendung aufgrund des Zuwachses an Bürokratie, die sich in einer Flut von immer neuen Formularen und höherem Schreibaufwand widerspiegelt (BMFSFJ 2006b). Allerdings wird die Sinnhaftigkeit des Denkmodells in seiner tradierten Form und seiner krankenpflegeorientierten Praxisentwicklung nicht in Frage gestellt.

Kernelemente des Pflegeprozesses sind die Feststellung des Ist-Zustands in der Anamnese, Informationssammlung und Biografie. Die Pflegediagnose/das Pflegeproblem bildet die Abweichung vom Soll-Zustand ab, der dann wiederum als Zielformulierung Eingang in den Pflegeplan findet. Nach der Planung und Durchführung entsprechender, als geeignet ausgewählter Maßnahmen wird der Erfolg des Prozesses evaluiert.

Durchdenken wir diesen Prozess in der Akutkrankenpflege, so stellt der Soll-Zustand den im medizinischen Sinne gesunden, unabhängigen Menschen dar, der seine Lebensaktivitäten selbst gestalten und durchführen kann (Fiechter/Meier 1992, 18). Die Abweichungen, die ein kranker Mensch im Krankenhaus aufgrund seiner (somatischen) Erkrankung aufweist, werden als vorübergehend und «reparabel» angesehen, die es sowohl im medizinischen Sinne als auch im pflegerischen Sinne zu therapieren gilt. Gemeinsames Ziel der Berufsgruppen ist die Symptomfreiheit und die körperliche Heilung oder der selbstständige Umgang mit notwendigen, längerfristigen medizinischen oder pflegerischen Maßnahmen (z. B. Insulininjektionen, Einreibungen, o. ä.). Bereits im Kapitel 2.9 zur Fördernden Prozesspflege wurde beschrieben, dass das Modell in eben jenem Krankenhauskontext entstand und mitsamt seinen detaillierten Dokumentationsanweisungen für die Studie in die Praxis der Altenpflege übernommen worden zu sein scheint. Die Probleme der praktischen Anwendung des Pflegeplanungsprozesses (MDK 2005a, 7 f.; Höhmann et al. 1996, 10 f.) ergeben sich meines Erachtens aufgrund der folgenden wesentlichen Aspekte:

1. *Der pflegerische Auftrag:* Sowohl in der ambulanten als auch in der stationären Altenpflege treffen beruflich Pflegende auf Menschen, die meist aufgrund chronischer, multipler Erkrankungen oder Hochaltrigkeit einen chronischen Pflegebedarf haben. Tendenziell zielt der pflegerische Auftrag auf den Erhalt oder die Wiedererlangung größtmöglicher Lebensqualität trotz Pflegebedürftigkeit oder auf die Sicherstellung eines würdigen Sterbeprozesses. Die Normierung des gesunden, unabhängigen Menschen als Soll-Zustand in der Anwendung des Pflegeprozesses in der Altenhilfe scheint also denkbar ungeeignet, da eine Erreichbarkeit dieses Zustands aufgrund des hohen Alters und/oder der Multimorbidität überwiegend nicht realisiert werden kann.
2. *Normierung von Zielen:* Nach wie vor orientieren sich Kranken- und Altenpflege an den gleichen Prinzipien der Gestaltung des Pflegeprozesses, der nicht betriebszweck- und auftragsbezogen gedacht wird und – zumindest in der Altenpflege – nicht theoriefundiert und auch nicht bewohnerorientiert ist (siehe z. B. Hellmann 2003; Kriesten/Wolf 2002). Die damit einhergehende Soll-Vorstellung eines gesunden, unabhängigen Menschen impliziert eine Zielsetzung der Pflegenden, die eine entsprechende Abweichung von der Norm als Pflegeproblem identifiziert und der Lebenswelt alter, pflegebedürftiger Menschen zumeist nicht gerecht wird.
3. *Lineares Denken:* Die Wirkmacht eines solchen Gesundheits- und Unabhängigkeitsparadigmas befördert bei allen Bemühungen um eine ressourcenbezogene Pflegeprozessplanung eine Manifestierung der impliziten Defizitorientierung. Pflegende erfassen die Informationen über einen pflegebedürftigen alten Menschen mit einem analytischen Blick durch die Brille der «Norm des Gesunden». Das heißt, Tätigkeiten oder Körperfunktionen, die der Mensch nicht mehr eigenständig beherrscht, werden zum Pflegeproblem, das mechanistisch «abge-

arbeitet» wird. Die Umwelt und subjektive Lebenssituation des Pflegebedürftigen und der situative Kontext der Pflegesituation werden nicht wahrgenommen und nicht mitgedacht.

4. *Inhaltliches Modell versus Handlungsmodell:* Statt den Pflegeprozess als Problemlösungsprozess im Sinne eines universellen, analytischen Handlungsmodells zu verstehen, wird Pflegeprozessplanung als die Steuerung vorgegebener Inhalte des pflegerischen Denkens und Handelns benutzt. Bei Problemen in der Anwendung des Pflegeprozesses in der Altenpflege darf also nicht nur die Frage gestellt werden, ob das Handlungsmodell des Pflegeplanungsprozesses für die Altenpflege geeignet ist oder nicht (Fischbach 2001). Vielmehr steht aufgrund dieser fehlenden konzeptionellen Trennung von Pflegetheorie (Inhalt) und Pflegeprozessmodell (Ablauf) dringend an, die Eignung des Pflegemodells zu überprüfen, dessen Inhalte zu einem Pflegeverständnis führen, das Pflegepläne «produziert», die nicht die Lebenssituation der pflegebedürftigen Menschen abbilden.

In der Praxis ergeben sich aufgrund dieser Aspekte zahlreiche Probleme:

1. *Vermeintliche Qualität durch Quantität:* Bei der Durchsicht von Pflegedokumentationsmappen entsteht in vielen Einrichtungen der Eindruck, dass Mitarbeiter davon geleitet sind, Qualität durch Quantität zu erzeugen. Dies geschieht durch zwei häufig genannte «Regeln» der Pflegeprozessplanung: 1. Es darf keine pflegerischen Maßnahmen geben, die sich nicht aus dem Pflegeplan ableiten lassen. Daraufhin werden alle Abweichungen eines alten pflegebedürftigen Menschen von der Norm eines gesunden, unabhängigen Menschen als Pflegeprobleme genannt. 2. Zu jeder AEDL müssen Probleme und Ressourcen formuliert werden. In etlichen Einrichtungen mutiert der als Problemlösungsprozess gedachte Pflegeplan zu einem «Ressourcenmanagementprozess». Da kein Problem in einer AEDL vorliegt, werden zur Ressource ein Ziel und entsprechende Maßnahmen formuliert. Aufgrund der Multimorbidität und der damit verbundenen Abhängigkeiten und Risiken und der zeitgleichen Idee, ressourcenorientiert pflegen zu wollen, umfassen Pflegepläne bis zu 43 Seiten (BMFSFJ 2006b, 75). Die damit verbundene Komplexität führt zu einer Unübersichtlichkeit, die den Zweck der Handlungsanleitung in einem Arbeitsalltag unter Zeitdruck konterkariert.

2. *Fragmentierung des Bewohners:* Die Problemlage des Bewohners wird nicht aufgrund von systemischen Wechselwirkungen der in den einzelnen AEDLs vorliegenden Probleme, Bedürfnisse oder Gegebenheiten synthetisiert, sondern die in AEDL fragmentierten Informationen werden in der AEDL-Struktur im weiteren Prozess fortgeführt und enden in eben solchen fragmentierten Lösungen. Ein «ganzheitliches» Pflegeverständnis wird auf diese Weise nicht abgebildet. Befördert wird diese Planungspraxis durch den derzeitigen im SGB XI verankerten Pflegebedürftigkeitsbegriff und die Praxis der Begutachtung von Pflegebedürftigkeit.

3. *Ausblenden des Umwelt- und Lebenskontextes:* Aufgrund dieses eingeschränkten Blicks auf die einzelne Person bleibt unbeachtet, dass ein Teil der pflegerischen Probleme schon alleine durch die Entscheidung für ein professionelles Pflegesetting gelöst wird. Pflegebedürftige begeben sich also nicht in erster Linie in eine Einrichtung, weil sie die Körperpflege nicht mehr alleine durchführen können und/oder sich nicht alleine an- und auskleiden können und sie dafür eine Pflegefachkraft benötigen, um dieses Problem zu bewältigen. Vielmehr überfordert die Übernahme dieser Hilfeleistungen pflegende Angehörige langfristig oder nächtliche Hilfeleistungen im häuslichen Bereich sind nicht sichergestellt. In einem systemischen Verständnis stellt das Problem «Hilfebedarf bei der Körperpflege und beim Ankleiden» die Ursache für das eigentliche Pflegeproblem «Überforderung der Familie» dar. Dieser körperbezogene Pflegebedarf, der aufgrund von Erkrankungen (z. B. Demenz) chronisch ist und bis ans Lebensende anhalten wird, lässt sich also nicht mit gezielten Pflegemaßnahmen bewältigen. Die Lösung des Problems liegt mit einem familien- und umweltbezogenen Blick vielmehr in der Entlastung der pflegenden Angehörigen durch den Einzug in eine Pflegeeinrichtung oder dem Einsatz eines ambulanten Pflegedienstes. Mit dem Einzug in die Einrichtung wird also das Problem des Hilfebedarfs bei der Körperpflege und dem Ankleiden gelöst und es entsteht nicht erst dort aufgrund der Anwendung des Pflegeprozesses. Allerdings ergeben sich möglicherweise andere Pflegeprobleme für den Pflegebedürftigen und seine Familie durch den Wohnortwechsel, durch den Verlust von Bezugspersonen, der Autonomie, alleine zu leben, persönlichen Gegenständen und Haustieren, die mittels professioneller Pflege im Rahmen der Pflegeprozessplanung zu bearbeiten wären.

Diese Probleme führen zu nachfolgend aufgeführten Ergebnissen:

- Pflegepläne bilden nicht die individuelle Lebens- und Pflegesituation des Bewohners ab, sondern erwecken einen Eindruck von Standardpflegeplänen. Damit ist eine individuelle und damit professionelle Pflege, die sich aufgrund eines hermeneutischen Fallverstehens erklären und begründen lässt, nicht nachvollziehbar (vgl. Höhmann et al. 1996, 104).
- Die Dokumentation des Pflegeplanungsprozesses trennt den pflegerischen Problemlösungsprozess nicht vom Alltagsmanagement der Lebensgewohnheiten eines Menschen mit Pflegebedarf. Somit entsteht ein deutlich defizitäres Bild des Pflegebedürftigen, das nicht seinem Gesundheitsempfinden und damit seiner Lebenslage entsprechen muss.
- Mitarbeiter haben den Eindruck, dass der Dokumentationsaufwand ein bürokratischer Akt ist, der dem Bewohner nicht dienlich sei (was bei dieser Praxis ja zutrifft), und die verwendete Zeit besser genutzt werden könnte.
- Das führt dazu, dass Pflegepläne nur schleppend evaluiert und überarbeitet werden und damit nicht der jeweils aktuellen Pflegesituation entsprechen.

Akute Pflegeprobleme werden jenseits des Pflegeplanungsprozesses im Pflegebericht abgebildet – die Evaluation bleibt häufig aus.
■ Dieser Aspekt wiederum ist geeignet, die Dokumentation des Pflegeprozesses
als Beweismittel in Haftungsfragen zu gefährden.

Aus dieser Kritik an dem Verständnis des Pflegeprozesses in der Praxis der Altenpflege ergeben sich Konsequenzen für die Anleitung zur Dokumentation des Pflegeprozesses. Für die Gestaltung der Pflegeplanung und der Pflegedokumentation
wurden die Ergebnisse des Forschungsberichts 261 «Die Bedeutung des Pflegeplanes für die Qualitätssicherung in der Pflege» (Höhmann et al. 1996) genutzt. Die
drei pflegetheoretischen Prinzipien

■ Kontextbezug
■ Interaktionsbezug
■ Prozessbezug,

die im Forschungsbericht angeführt werden (vgl. Höhmann et al. 1996, 111 ff.),
stimmen mit den Prinzipien der familien- und umweltbezogenen Pflege überein.
Pflegende benötigen Wissen über die Lebenswelt des Bewohners (Kontext), um
mit ihm gemeinsam und aktiv die Pflegesituation zu gestalten (Interaktion) und
um Veränderungen dieser Situation wahrzunehmen und angemessene Interventionen gemeinsam planen zu können (Interaktion und Prozess).

Auf diese Weise spiegelt dieses Planungs- und Dokumentationssystem in seiner
Struktur wesentliche Prinzipien der Theorie Friedemanns wider.

Das dargestellte Dokumentationssystem bildet ein Formularwesen ab, das den
Pflegeplanungsprozess im institutionellen und lebensweltbezogenen Kontext der
Altenpflege theoriebezogen erfassen kann. Hierzu sind folgende Erläuterungen
zum Denken des Pflegeprozesses notwendig.

Anhand des in Deutschland bekannten Pflegeplanungsmodells nach Fiechter/
Meier (1992) werden in Abbildung 5-4 wesentliche Aspekte des Verständnisses von
Pflegeprozessplanung in der Langzeitpflege chronisch pflegebedürftiger Menschen
dargestellt.

Informationssammlung

Die Bedeutung der Ressourcen verschiebt sich aus dem Schritt «Erkennen von
Problemen und Ressourcen des Patienten» in den Schritt der «Informationssammlung». Die Beziehungsaufnahme und Kontaktgestaltung soll von den Pflegenden mit einer ressourcenorientierten Haltung gestaltet werden. Leitend sollten
hier die Fragen sein, «Wie, womit, wodurch gelingt es dem Pflegebedürftigen, mit
seiner Pflegesituation zurechtzukommen?», «Wie, womit, wodurch gelingt es
ihm, sein Leben – trotz Pflegebedarf – zu gestalten/bewältigen?» Die Kontaktauf-
nahme, die seitens der Pflegenden eher von der Frage geprägt ist, «Welche Defizite
und Probleme hat der Pflegebedürftige?» und «Welche Hilfe benötigt er?» führt

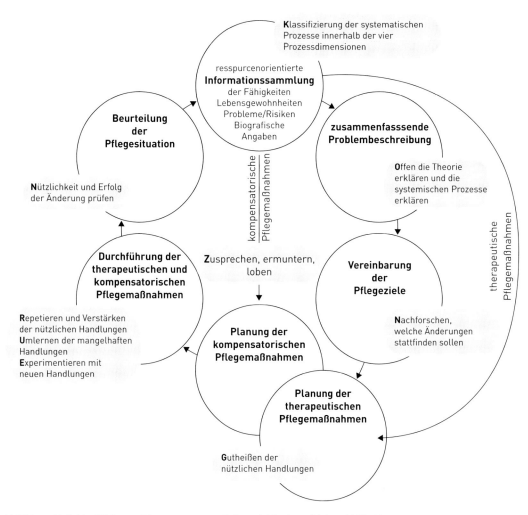

Abbildung 5-4: Modifiziertes Pfegeprozessmodell nach Fiechter/Meier, 1992, 30

zu einer defizitorientierten Erfassung von Informationen. Da wir Beobachtungen, Aussagen und Informationen ohnehin nur selektiert wahrnehmen können, ist es entscheidend, durch welche «Brille» Pflegende den Pflegebedürftigen wahrnehmen. Basiert die Informationssammlung auf einer ressourcenorientierten Haltung, welche die subjektive Bedeutung der Pflegebedürftigkeit für die Lebenssituation des Bewohners «mitdenkt», werden sich andere und tendenziell weniger Pflegeprobleme ergeben. Eine Informationssammlung, die mit einem defizitorientierten Blick auf die Pflegesituation (Fiechter/Meier 1992, 36) erhoben wurde, ist hingegen dazu geeignet, viele Probleme zu identifizieren. «Nicht Defizite, sondern Gesundheitspotentiale des Patienten stehen im Vordergrund und erleichtern es, Patienten angemessen die notwendige und zweckmäßige Pflege herauszu-filtern.» (Höhmann et al. 1996, 125). Damit ergibt sich für den ersten Schritt des Pflegeplanungsprozesses eine «ressourcenorientierte Informationssammlung der Fähigkeiten, Lebensgewohnheiten und Probleme», deren strukturierende Katego-rien sich an der Theorie der familien- und umweltbezogenen Pflege orientieren. Schematisch werden die Elemente der Informationssammlung bis zur profes-sionellen Problembeschreibung anhand der Grafik in Abbildung 5-5 dargestellt (Höhmann et al. 1996, 196). Die Strukturierung der Informationssammlung in mehrere Erhebungszeitpunkte bietet Platz für chronologische Ergänzungen. Sie umfasst die Anamnese, die sich in den Informationen des ersten Erhebungszeit-punkts widerspiegelt, und biografische Informationen.

Zusammenfassende Problembeschreibung[14]

Die Problembeschreibung unterscheidet sich durch die Synthese der entweder vom Pflegebedürftigen, seinen Angehörigen oder von Pflegenden formulierten Probleme und übrigen Informationen in den einzelnen Kategorien.

> «Um ausgehend von diesen Einzelproblemen jedoch zu einem zielgerichteten praktischen Pflegehandeln zu gelangen, das die Interdependenzen zwischen den einzelnen Problemen berücksichtigt, muss die Bedeutung der fragmentierten Ein-zelangaben wieder in einen Zusammenhang gestellt werden.» (Höhmann et al. 1996, 126 f.).

Die dadurch entstehenden Pflegeprobleme werden anhand des international übli-chen PES-Schemas (Problem-Einflussfaktor-Symptom) (Doenges et al. 2002, 28) dargestellt. Die zusammenfassende Problembeschreibung stellt sicher, dass Pfle-geprobleme des Pflegebedürftigen nicht aus der fragmentierten Betrachtung ein-zelner Lebensbereiche erwachsen, sondern die Lebenssituation mit der Pflege-bedürftigkeit vor dem Hintergrund biografischer Informationen als Gesamtes wahrgenommen wird.

Zum Pflegeproblem werden ausschließlich Themen, die in der Interaktion mit dem Bewohner als solche gemeinsam identifiziert wurden, bzw. aus denen sich Risiken für den Bewohner ergeben. Insbesondere bei Pflegebedürftigkeit als Folge chronischer und degenerativer Erkrankungen sind die Schritte des Pflegeplans zum Zweck der Problemlösung mit dem Ziel der (verbesserten) Selbstständigkeit häufig unsinnig, da diese Ziele nicht erreichbar sind. Die Praxis der Formulierung der Erhaltungsziele (BMFSF 2007, 17; Rösen 2007, 155) ist nicht erforderlich, da das Erhaltungsziel alternativlos ist. Pflegetheoretisch, damit konzeptionell und ethisch wäre kein anderes Pflegeziel zu rechtfertigen, denn ein geringeres Pflege-ziel außer Erhaltung könnte nur zu einer Schädigung des Pflegebedürftigen füh-ren. Da bereits in den Leitbildern und Pflegekonzepten eine Förderung und/oder Erhaltung der Selbstständigkeit und des Wohlbefindens formuliert ist, «schwebt»

---

14 Zur Vertiefung wichtiger Aspekte des Diagnostizierens in der Pflege siehe Schrems, 2003.

Kategorie der Informationssammlung
(pflegerischer Bereich)

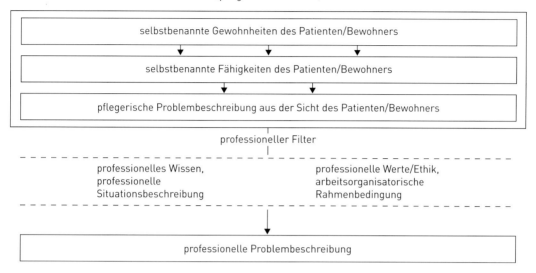

Abbildung 5-5: Prozess der Informationssammlung und professionellen Problembeschreibung nach Höhmann et al. (1996, 196). Mit freundlicher Genehmigung des Agnes Karll Institutes für Pflegeforschung, Berlin.

es ohnehin handlungsleitend über dem Pflegeprozess. Dieses konzeptionelle Paradigma in einen Problemlösungsprozess einzugliedern und damit seine Funktion zu verwässern, ist nicht sinnvoll. Damit wird der Pflegeplan gefüllt, teilweise gar «überladen», wodurch die Komplexität und damit die Unübersichtlichkeit gesteigert wird. Dies wiederum hat zur Folge, dass dringliche Pflegeprobleme in der Menge an Eintragungen übersehen werden.

Differenzierung in therapeutische und kompensatorische Pflegemaßnahmen
Die zur Bewältigung der Pflegeprobleme notwendigen pflegerischen Interventionen werden als therapeutische Pflegemaßnahmen im Interventionsformular erfasst und deren Durchführung als Leistungsnachweis in diesem Formular geführt (s. Abb. 4-17, S. 112). Langzeitpflegebedürftige benötigen nicht selten kompensatorische Pflegeleistungen, deren dauerhafte Durchführung aufgrund der Abhängigkeit des Pflegebedürftigen von Pflegenden ursächlich für den Aufenthalt in einer Pflegeeinrichtung ist. Meist spielen sich diese kompensatorischen Pflegemaßnahmen zwischen Bewohner und Pflegenden schnell ein, Bedürfnisse werden berücksichtigt, und es entwickeln sich Gewohnheiten, die zum alltäglichen Leben mit Pflegebedarf gehören (z. B. morgendliche Körperpflege, Nahrungszubereitung, u. a.). Die Übernahme dieser Leistungen durch die Pflegeperson stellt somit die Lösung des Problems (die Pflegemaßnahme nicht mehr selbst durchführen zu können) dar und hat damit keinen therapeutischen Effekt. Kom-

pensatorische Pflegeleistungen ergeben sich also durch die vereinbarte Übernahme bestimmter pflegerischer Aufgaben für den Pflegebedürftigen im Rahmen seiner Lebensgewohnheiten. Zum Beispiel wurde eine Bewohnerin bis zu ihrem Einzug in die Hausgemeinschaft morgens bei der Grundpflege durch ihren Ehemann unterstützt, der die Körperpflege und das Anziehen übernommen hat, nachdem sie dieses aufgrund eines Schlaganfalls, der sechs Jahre zurück liegt, nicht mehr alleine konnte. Aufgrund der plötzlichen Pflegebedürftigkeit des Ehemanns ist die Pflege im eigenen Haushalt nicht mehr möglich, und der Umzug in die Hausgemeinschaft stellt die Lösung dieses Problems dar. Dort stehen die notwendigen kompensatorischen Pflegeleistungen zur Verfügung. Sobald geklärt ist, wie sich die Grundpflege morgens im Detail gestaltet (Informationssammlung) und die Pflegefachkraft zur Einschätzung kommt, dass es kein Potenzial zu höherer Selbstständigkeit mehr gibt, oder die Bewohnerin wünscht, dass ihre Gewohnheiten fortgeführt werden, können diese pflegerischen Maßnahmen ohne Problembeschreibung und Zielformulierung in das Interventionsformular als kompensatorische Pflegeleistungen übernommen werden.

Die Differenzierung zwischen therapeutischen und kompensatorischen Maßnahmen könnte in der Praxis dahingehend evaluiert werden, ob diese Unterscheidung eine sinnvolle Ablösung der pflegetheoretisch ohnehin nicht haltbaren funktionalistischen Trennung von sogenannter Grund- und Behandlungspflege (vgl. Müller 1998, 1 ff.) darstellt. Es ist durchaus vorstellbar, dass derzeit als «behandlungspflegerische Tätigkeiten» definierte Leistungen, wie zum Beispiel regelmäßige Insulininjektionen, Einreibungen, die Gabe von Augentropfen oder das Anlegen von Kompressionsstrümpfen an Pflegende ohne Ausbildung mit entsprechender Unterweisung in dieser jeweiligen Pflegetechnik delegierbar sind. Aufgrund der Langfristigkeit und Regelmäßigkeit ist die Leistungserbringung eine gewohnte Situation für Pflegebedürftige und Pflegende und damit weniger risikobehaftet als eine neue therapeutische Maßnahme, deren Durchführung und Evaluation ohne Zweifel in der Planungs-, Durchführungs- und Evaluationsverantwortung einer Pflegefachkraft liegen müssen.

Durch die Erfassung therapeutischer und kompensatorischer Pflegemaßnahmen auf dem gleichen Formular wird eine (in vielen Dokumentationsformularen systematische) Doppeldokumentation vermieden.

Evaluation

Problematisch bleibt die Beurteilung der Pflege. Mit der Dauer der pflegerischen Beziehung und der Stabilität der Pflegesituation ist es häufig schwierig, geringe Veränderungen der Pflegesituation als Pflegender wahrzunehmen. Häufig finden sich über Wochen oder Monate in den Spalten der Pflegebeurteilung Aussagen wie «Zustand unverändert», «keine Veränderungen», «nichts Besonderes» usw. Diese Beobachtung zeigt, dass Pflegende mit einer hohen Nähe zu dem Pflegebedürftigen Instrumente benötigen, ihre Wahrnehmung der Pflegesituation zu objektivieren.

Assessments

Meine Erfahrung zeigt, dass die unstrukturierte Evaluation der Wirksamkeit der Pflege in lang andauernden Pflegeprozessen schwierig ist. Ich nehme an, dass dies im Wesentlichen darauf zurückzuführen ist, dass Veränderungen der Pflegesituationen sich oft sehr langsam und schleichend entwickeln und Unterschiede kaum wahrgenommen werden. Entscheidend für die Bewertung ist zudem der Fokus der Pflegenden. Richtet sich die Wahrnehmung auf die allgemeine (subjektiv wahrgenommene) Zufriedenheit einer Bewohnerin, auf ihre körperlichen oder geistigen Fähigkeiten? Anzunehmen ist, dass Pflegende hierbei individuelle Schwerpunkte entwickelt haben, die ihr Pflegeverständnis widerspiegeln.

Aus diesem Grund halte ich es für sinnvoll, neben den Kriterien der Informationssammlung und Klassifikation der systemischen Prozesse zu allen Erhebungszeitpunkten weitere Kriterien in Form von objektivierbaren Daten zu erheben.

Wichtig ist eine strukturierte Evaluation in Bezug auf die Eingruppierung in Pflegestufen nach SGB XI § 14. Die Kriterien der Informationssammlung und Klassifikation der systemischen Prozesse erfasst zwar die Bereiche des § 14 SGB XI, die Aktualisierungszeiträume aufgrund der weiter auseinander liegenden Erhebungszeitpunkte sind in Bezug auf die aktuelle Entwicklung des Pflegebedarfs nach den Leistungen des SGB XI aber zu undifferenziert und langfristig. Daher empfiehlt es sich, neben der Informationssammlung und Klassifikation der systemischen Prozesse weitere Assessmentverfahren anzuwenden, welche die Entwicklung des Bedarfs an Pflegeleistungen aufgrund von Abhängigkeit in den genannten Kriterien misst.

Ergänzend zur Informationssammlung und Klassifizierung der systemischen Prozesse ist die Anwendung von FIM (Functional Independence Measure) und NOSGER (Nurses Observation Scale for Geriatric Patients) sowie DCM (Dementia Care Mapping) möglich.

FIM stellt eine passende Ergänzung zur eher psychosozialen, biografischen Informationssammlung dar, weil es die Selbstpflegefähigkeiten physischer und kognitiver Kriterien wie

- Selbstversorgung (Essen, Trinken, Körperpflege, Ankleiden)
- Kontinenz
- Transfer
- Fortbewegung
- Kommunikation
- Kognition

erfasst. Das Instrument ist einfach und übersichtlich, und kann auch durch Angehörige, die in die Pflege einbezogen sind, angewandt werden. Die Anwendung ist nicht sehr zeitintensiv. Die Ergebnisse werden grafisch dargestellt und erlauben die Evaluation von Pflegeerfolgen (Halek 2003, 54). Die vorgeschlagene 14-tägliche Erhebung passt in die Systematik des Pflegeplanungssystems und scheint in Bezug auf den Zeitaufwand realisierbar. Die vorhandenen Defizite des Systems im kognitiven Bereich können mit der Verwendung von NOSGER kompensiert werden.

NOSGER ist ein kognitives Assessment und dient der Einschätzung alltagsrelevanter Verhaltensweisen demenziell veränderter Menschen (BMG 2007, 81). Es erfasst über 30 Fragen der folgenden sechs Funktionen:

- Sozialverhalten
- Verhaltensstörung
- instrumentelle Aktivitäten des täglichen Lebens (Haushaltfertigkeit)
- Aktivitäten des täglichen Lebens (Selbstpflege)
- Gedächtnisleistungen
- Stimmung.

NOSGER wird von einer Person ausgefüllt, die wenigstens sechs Stunden pro Woche Kontakt zum Pflegebedürftigen hat. In der Praxis einer Pflegeeinrichtung, die nach der beschriebenen Pflegekonzeption pflegt, kann diese Einschätzung durch Präsenzkräfte oder durch Angehörige durchgeführt werden. Die Ergebnisse des NOSGERS werden ähnlich wie bei FIM in einer Grafik erfasst. Eine 14-tägliche Erhebung oder eine Erfassung zu den Erhebungsdaten ist vorgesehen, um einen Verlauf abbilden zu können.

Die gemeinsame Interpretation von NOSGER (Einschätzung durch Angehörige) und der Mini-Mental-State-Examination (MMSE) geben Aufschluss über die Beziehung zwischen Pflegebedürftigem und Angehörigen (vgl. Halek 2003, 66 ff.). Abweichende Ergebnisse lassen Rückschlüsse darauf zu, ob es Konflikte in der Beziehung gibt, ob der pflegende Angehörige den Pflegebedürftigen über- oder unterschätzt oder ob möglicherweise keine Demenz sondern eine andere Störung (Depression, Psychose, Aphasie) vorliegt.

Bevor allerdings ein MMSE erhoben wird, müssen von der Bezugspflegefachkraft die Vor- und Nachteile abgewogen werden. Die Prüfungssituation während der MMSE kann Angst, Unsicherheit und peinliche Momente verursachen, die der Kongruenz nicht dienlich sind.

Ein aufwändigeres Verfahren stellt das DCM dar, das nur durch externe und dazu qualifizierte Personen durchgeführt werden kann. Die Kriterien der Beobachtung richten sich nach dem oben beschriebenen Konzept von Tom Kitwood. Über einen mehrstündigen Zeitraum wird das Verhalten mehrerer Bewohner mittels teilnehmender Beobachtung im öffentlichen Raum erfasst und bewertet. Das Ergebnis beschreibt den Grad des Wohlbefindens der Bewohner bezogen auf die zugrunde gelegten Kriterien (vgl. Kitwood, 2000, 21; Müller-Hergl in BMFSFJ 2001b, 79 ff.; BMG 2007, 83 f.).

Die Assessmentinstrumente FIM und NOSGER können sowohl während des Erstgespräches eingesetzt werden und darüber hinaus alle 14 Tage zur Evaluation der Wirksamkeit der Pflege als auch wahlweise zu den Erhebungszeitpunkten, die das Pflegeplanungs- und -dokumentationssystem vorsieht. Die aufwändigere

Methode des DCM wird alleine aus wirtschaftlichen Aspekten seltener eingesetzt werden können. DCM stellt eher eine Alternative zur Kundenbefragung im Rahmen des Qualitätsmanagements dar.

Darstellung des Pflegeprozesses

Das Trajektmodell (Verlaufskurvenkonzept) von Corbin/Strauss (Corbin/Strauss in Woog 1998, 3 ff.; Höhmann in Igl et al. 2002, 164 ff.) scheint ebenfalls geeignet, langfristige Pflegeverläufe darzustellen. Die aktive Gestaltungsrolle der Pflegebedürftigen, die Einbeziehung der Familie, die systemische Betrachtungsweise des Menschen mit den Einflüssen seiner Umwelt sind Prinzipien des Modells, die vermuten lassen, dass die Anwendung zur Evaluation und Darstellung des Pflegeverlaufs nach einer an der Familie und der Umwelt orientierten Theorie des systemischen Gleichgewichtes geeignet ist. Bei der intensiveren Auseinandersetzung mit diesem Modell komme ich aber zu dem Schluss, dass eine Anwendung nicht geeignet ist. Denn:

- Der Pflegeverlauf lässt sich durch die Gegenüberstellung der Grafiken auf Blatt 15 des Dokumentationssystems (s. Abb. 4-15, S. 108) erreichen und bleibt damit «theoriekonformer».
- Die beschriebenen Phasen der Verlaufskurve sind sehr medizin-bezogen formuliert. Die Definitionen von Krankheit und Gesundheit passen nicht zu Friedemanns Propositionen zum Konzept Gesundheit.
- Dadurch bezieht sich die Bewertung der Handlungskapazitäten (Höhmann in Igl et al. 2002, 169) eines Menschen vorrangig auf die Ziele Regulation/Kontrolle und Stabilität, was nicht die Bedürfnislage der Pflegebedürftigen treffen muss (z. B. Menschen mit Demenz, Sterbende) (vgl. Friedemann/Köhlen 2003, 36).

Von Interesse ist dieses Modell bei der Darstellung eines Pflegeverlaufes über viele Jahre und über Institutionsgrenzen hinweg, da sich mit einem Blick erkennen lässt, welche «Höhen und Tiefen» ein Mensch erlebt hat.

In einer vernetzten Institution, wie dem hier beschriebenen Seniorenzentrum St. Magnus, wäre die rückblickende Erfassung des Pflegeverlaufs anhand der subjektiven Wertungen einmal jährlich und in Bezug auf den Übertritt in eine andere Versorgungsform von Bedeutung. Die strukturierte Abbildung des Pflegeprozesses nach Höhmann et al. (1996, 203) wird in Abbildung 5-6 dargestellt. Vorteilhaft an dieser Systematik sind kurz- und langfristige Problemlösungszyklen.

Die Erfassung und Auswertung von Verlaufskurven in der Phase des Umzugs und des Eingewöhnens in die Hausgemeinschaft zu Forschungszwecken ist als Methode vorstellbar, um generell kritische und stabile Phasen in dieser Lebenssituation zu erfassen.

Für Praktiker sehe ich eine Anwendungsmöglichkeit zur Reflexion in Fallbesprechungen. Das Modell der verschiedenen Phasen in Bezug auf Gleichgewicht und Ungleichgewicht, Kongruenz/Inkongruenz oder Gesundheit/Krankheit öffnet u. U. den Blick für Verhaltensmuster, die bislang nicht offensichtlich waren.

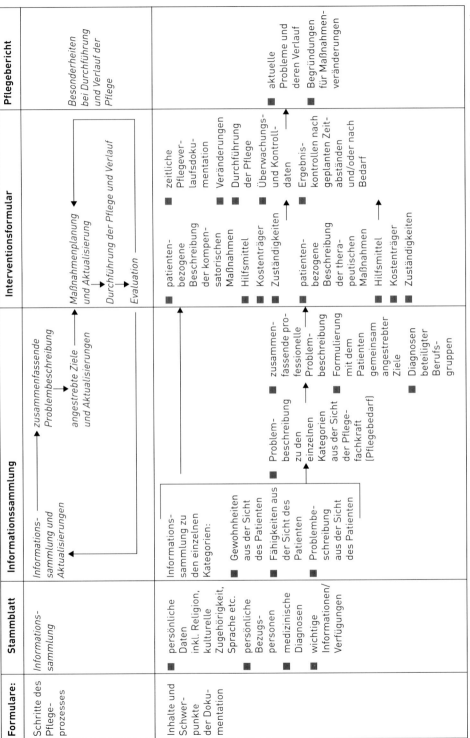

Abbildung 5-6: Pflegeprozessmodell nach Höhmann et al. (1996, 159), erweitert um die Differenzierung in therapeutische und kompensatorische Maßnahmen. Mit freundlicher Genehmigung des Agnes Karll Institutes für Pflegeforschung, Berlin.

Ansonsten halte ich es für sinnvoller, die Assessments FIM, NOSGER und DCM vorrangig in die Pflegeevaluation zu integrieren, da sie in Bezug auf den Zweck, den sie erfüllen sollen, leichter, kurzfristiger und aussagefähiger anwendbar sind.

Formularwesen

Die Inhalte des Stammblattes, Medikamentenblatt, Hautbeobachtungsblatt, Interventionsformular und der Pflegebericht, wurden aus dem System des Forschungsberichts in einer modifizierten Form übernommen.

Details an diesen Formularen zu verändern, die nicht eine Abkehr von der Systematik darstellen, halte ich für unproblematisch. Ob zum Beispiel das Dekubitusrisiko nach der Norton- oder Braden-Skala eingeschätzt wird, hat keinen direkten Bezug zur Anwendung der Theorie Friedemanns, sondern richtet sich nach den Empfehlungen von Expertenstandards. Daher möchte ich bei diesen Formularen nicht weiter auf die Inhalte eingehen.

Aus diesem Grund erläutere ich ausschließlich die Kriterien der Informationssammlung und Klassifikation der systemischen Prozesse, die deutlich von den Kriterien des Forschungsberichtes abweichen.

Beibehalten wurde größtenteils die getrennte Erfassung der Aussagen von Bewohner (B) und Bezugsperson (Bp). Ausgelassen wurde bei den meisten Kriterien die Problembeschreibung der Fachkraft, da diese Einschätzung bei einigen Kriterien nicht angemessen ist.

Die Kriterien sind als direkte, offene Fragen formuliert und aus den Befragungsthemen, die Friedemann formuliert (Friedemann/Köhlen 2003, 54), abgeleitet. Die Befragung sollte möglichst individuell sein und muss sich nicht zwangsläufig an allen Kriterien orientieren (ebd., 53). Bei der Erstellung der Fragen war es mir wichtig, dass potenzielle Antworten Auskunft über alle vier Prozessdimensionen geben. Die jeweiligen Prozessdimensionen, auf welche die Fragen abzielen, sind in Klammern angegeben.

1. Welche Fähigkeiten/Gewohnheiten und/oder Probleme haben Sie im Bereich der Kommunikation (Sprechen, Hören, Sehen, Mimik, Gestik, Schreiben, Lesen) (SE)?
Diese und die nächsten beiden Fragen wurden aus der Informationssammlung des Forschungsberichtes übernommen (Höhmann et al. 1996, 121 ff.). Sie steht zu Beginn, um klären zu können, welche Fähigkeiten der Pflegebedürftige hat, sich mitzuteilen und den Pflegenden zu verstehen. Von den Fähigkeiten ist abhängig, wie sich der weitere Gesprächsverlauf gestaltet.

Da Kommunikation zu den Körperfunktionen zu zählen ist, dient sie der Systemerhaltung.

2. Welche Fähigkeiten/Gewohnheiten und/oder Probleme haben Sie im Bereich der Orientierung, des Gedächtnisses, der Konzentration (SE, SÄ)?
Auch diese Frage hat Folgen für den Gesprächsverlauf. Viele Menschen können gut einschätzen, dass sie schnell ermüden und sich nicht lange konzentrieren kön-

nen oder vieles vergessen. Menschen mit Demenz können je nach Schwere der Demenz selbst Aussagen zu dieser Frage machen. Bei schwer dementen Menschen wird eine Einschätzung vermutlich auch für Angehörige schwierig sein. Orientierung, Gedächtnis und Konzentration sind Fähigkeiten, die der Systemerhaltung und der Systemänderung dienen.

3. Welche Fähigkeiten/Gewohnheiten und/oder Probleme haben Sie in den Bereichen Herz-Kreislauf, Atmung, Stoffwechsel? Benutzen Sie Hilfsmittel? (SE)
Informationen hierzu können möglicherweise beobachtet werden, sodass die Frage bei augenscheinlichen Problemen eher darauf abzielen sollte, wie die Pflegebedürftige damit umgeht. Diese Frage steht so weit zu Beginn, da sie auch weiteren Einfluss auf das Gespräch haben kann. Ich habe bewusst die Verwendung des Fachbegriffs der Vitalzeichen vermieden, weil hier von medizinischen Laien nicht mit einer umfassenden Antwort gerechnet werden kann. Weil die Frage sich auf existenzielle Körperfunktionen bezieht, ist sie der Dimension Systemerhaltung zuzuordnen.

4. Soziogramm

a) Welche Personen stehen Ihnen so nah, dass Sie sie zu Ihrer Familie zählen?
b) Zu wem haben Sie besonders enge Bindungen? Auf wen können Sie sich verlassen? (Personen mit einer 2 kennzeichnen)
c) Um welche Art von Beziehungen handelt es sich? Was verbindet Sie? (Stichwort zu den Personen schreiben)
d) Gibt es Menschen, denen Sie gerne näher wären? (Personen mit einer 4 kennzeichnen)
e) Gibt es Menschen, mit denen Sie nicht so gut zu recht kommen? (Personen mit 5 kennzeichnen)

In dem vorgegeben Kasten soll ein Soziogramm der Pflegebedürftigen erfasst werden. Die angeführten Fragen sollen klären helfen, welche Menschen welche Bedeutung haben. Die Fragen zielen auf Systemerhaltung (a, b), Systemänderung (b, d, e), Kohärenz (a, b, c) und Individuation (c, d, e) ab. Im Soziogramm sollen Nähe und Distanz der Beziehungen bildhaft dargestellt werden. Um das Soziogramm zu erheben, bieten sich Hilfsmittel an, wie zum Beispiel Gegenstände oder verschiedene Geldmünzen, mit denen die wahrgenommene Familienkonstellation «gelegt» werden kann. Auch Menschen mit Demenz fällt eine solche konkrete Darstellung möglicherweise leichter als eine verbale Beschreibung der Familiensituation. Zudem bietet dieses Verfahren die Möglichkeit, Feinmotorik, Orientierung und praktische Fähigkeiten einzuschätzen, ohne den Pflegebedürftigen einem «Testverfahren» auszusetzen.

5. Wie beschreiben Sie Ihre Aufgaben, die Sie in der Familie übernehmen (SE, K)?
Diese Frage soll das Rollenverständnis (Kohärenz) und damit verbundene Lebensmuster (Systemerhaltung) ermitteln.

6. Wie und durch wen werden in Ihrer Familie Entscheidungen getroffen (SE, K,I)?
Entscheidungen sind Indizien für die Abhängigkeit oder Unabhängigkeit, für das Rollenverständnis, für soziale Muster und die Möglichkeiten zur Individuation durch das Vernetztsein mit anderen. Gemeint sind sowohl kleinere Entscheidungen des täglichen Lebens als auch weitreichende, grundsätzliche Lebensentscheidungen.

7. Welche Werte sind in Ihrer Familie wichtig (SE)?
An den Werten einer Familie haben sich Lebensmuster, die eine Bedeutung für alle anderen Prozessdimensionen haben, orientiert. Konflikte in Familien sind möglicherweise auf sich verändernde Wertvorstellungen einzelner Mitglieder zurückzuführen. Akzeptanz oder Ablehnung von pflegerischen Interventionen haben u. U. mit den Wertvorstellungen eines Menschen zu tun. Die Frage richtet sich hier auf die Werte der Familie, da ich annehme, dass Antworten sowohl die Wertvorstellungen des Einzelnen beschreiben, als auch mögliche Konflikte innerhalb der Familie in Erfahrung gebracht werden können.

8. Welche Bedeutung hat die Situation der Pflegebedürftigkeit für Sie (SE, I, K, SÄ)?
Welche Bedeutung hat die Pflegebedürftigkeit für die Bezugspersonen?
Die Pflegebedürftigkeit, die einen Umzug in eine Hausgemeinschaft erfordert, hat Auswirkungen auf alle Prozessdimensionen aller beteiligten Familienmitglieder, die sich vermutlich nicht alle erfassen lassen. Da die Frage als solche das Risiko birgt, dem Menschen sehr drastisch seine Abhängigkeit vor Augen zu führen, ist die Einschätzung der Situation wichtig, ob sie gestellt werden kann. Meiner Erfahrung nach reagieren alte Menschen sehr reflektiert darauf, und es wird deutlich, dass das Ziel der Regulation/Kontrolle und manchmal auch das Ziel der Stabilität nicht mehr Priorität besitzen. Vielmehr geht es um Individuation und Kohärenz: den Kindern nicht zur Last zu fallen, die Energie für das zu nutzen, was Freude bereitet, sich mit der eigenen Endlichkeit auseinanderzusetzen, usw. Durch diese Frage wird indirekt das Thema «Umzug in eine Hausgemeinschaft» angeschnitten, und es bietet sich die Möglichkeit zu erfahren, ob es ein eigener Entschluss des Pflegebedürftigen war, in eine Hausgemeinschaft zu ziehen. Sollte sich herausstellen, dass es kein freiwilliger, eigener Entschluss war, wird das weitere Gespräch anders verlaufen. Dann bekommt die Frage Priorität, warum hat die Familie gegen den Willen des Betreffenden entschieden, dass er in eine Hausgemeinschaft umziehen soll, und welche Alternativen gäbe es. Ein Mensch kann jedenfalls nicht gegen seinen erklärten Willen in eine Hausgemeinschaft «umgezogen werden».

9. Wie haben Sie bislang gewohnt (SE)?
Diese Frage wird vermutlich gar nicht so direkt gestellt werden müssen, da die Räumlichkeiten beim Besuch wahrgenommen werden können. Beim Gespräch im Krankenhaus ist diese Frage jedoch zu stellen. Erfasst werden soll, welche Familienmitglieder im gleichen Haushalt wohnten und welche Merkmale die Räumlichkeiten und die Wohngegend haben. In diesem Zusammenhang sollte angefragt werden, welche Gegenstände mit in die Hausgemeinschaft gebracht werden sollen und können und wer dies übernimmt. Geklärt werden kann hier auch, ob gegebenenfalls ein Besuch in der alten Wohnung sinnvoll ist, um Abschied zu nehmen und persönliche Gegenstände zu sortieren.

10. Wie sieht Ihr Tages-, Wochen-, Jahresrhythmus aus (SE)?
Bei dieser Frage ist von Interesse, wie sich der Alltag des Pflegebedürftigen bislang gestaltet hat. Aus den einzelnen Angaben lassen sich wiederum Rückschlüsse auf Kriterien der anderen drei Prozessdimension ziehen.

11. Haben Sie Schmerzen? Wie gehen Sie damit um?
Schmerzen sind existenzielle Erfahrungen, die einen Menschen verändern. Sollte diese Frage im Kontext der Vitalzeichen angesprochen werden, kann sie auch dort besprochen und hier erfasst werden. Wichtig bei dieser Frage sind die wirksamen und unwirksamen Interventionen, die ein Mensch in Bezug auf seine Schmerzsituation kennt. Auch diese Frage wurde aus dem Forschungsbericht übernommen (Höhmann et al. 1996, 122). In der Praxis gaben die meisten Befragten wichtige Informationen zum Thema ihrer eigenen Schmerzerfahrungen, die für den Pflegeverlauf von großer Bedeutung sind, weil sie das Ausprobieren von Interventionen gegen Schmerzen verhindern oder wenigstens verkürzen helfen.

12. Welche Fähigkeiten/Gewohnheiten und/oder Probleme haben Sie im Bereich der Mobilität (SE)?
Diese und die folgenden drei Themenkomplexe sind ein Zugeständnis an Daten, die im Rahmen der Pflegebedürftigkeits-Begutachtung zu erfassen sind und ebenfalls aus dem Forschungsbericht übernommen wurden (ebd., 122 f.). Ihre Erhebung in dieser Ausführlichkeit ist theoretisch nicht zu argumentieren. Da die Einstufungen der Bewohner nach SGB XI § 14 für die Pflegeeinrichtung eine hohe betriebswirtschaftliche Bedeutung haben, meine ich, ist diese Ausführlichkeit zu vertreten. Ob und wann sie gestellt werden, sollte der Pflegende einschätzen. Teilweise lassen sich wichtige Informationen zur Ersteinschätzung beobachten und müssen somit den Gesprächsverlauf nicht unterbrechen.

13. Welche Fähigkeiten/Gewohnheiten und/oder Probleme haben Sie im Bereich der Ernährung (SE)?
Siehe Punkt 12.

14. Welche Fähigkeiten/Gewohnheiten und/oder Probleme haben Sie im Bereich der Körperpflege (SE)?
Siehe Punkt 12.

15. Welche Fähigkeiten/Gewohnheiten und/oder Probleme haben Sie im Bereich der Ausscheidung (SE)?
Siehe Punkt 12.

Dieses indiskrete Thema sollte in der ersten Erhebung nur durch die Pflegende angesprochen werden, wenn es Hinweise darauf gibt, dass es im Bereich der Ausscheidungen wichtiger und dringender Pflegeinterventionen bedarf.

16. Was tun Sie gerne in Ihrer freien Zeit, was macht Ihnen Freude (SE, K, I)?
Durch diese Frage lassen sich wiederum Lebensmuster (Systemerhaltung) aber auch Handlungen erfassen, die zu Spiritualität und Wachstum führen. Für die Langzeitpflege schwerstpflegebedürftiger Menschen sind dies wichtige Informationen, da das Ziel Spiritualität an Bedeutung gewinnt.

17. Wodurch fühlten Sie sich in Ihrem bisherigen Leben (heraus-) gefordert (I)?
Wichtige Ereignisse und Leistungen im Leben sind verbunden mit Individuation. Der Mensch hat Wachstum erfahren. In der aktuellen Pflegesituation kann es hilfreich sein, diese Situationen in Erinnerung zu rufen und zu fragen, was dazu beigetragen hat, die Herausforderung zu bewältigen. Vielleicht lassen sich aus den Erfahrungen nützliche Handlungen entwickeln.

18. Welche Ereignisse in Ihrem Leben haben Sie geprägt (K, I)?
Hier werden Werte, Einstellungen, Leistungen und soziale Beziehungen erfasst, die den Menschen, wie wir ihn heute erleben, ausmachen. Dieser Frage schließt sich fast zwangsläufig die Frage nach dem «Warum?» an, wenn es die Pflegebedürftige nicht zeitgleich erklärt.

19. Gab es schwierige Situationen in Ihrem Leben und wie sind Sie damit umgegangen (SÄ)?
Mit dieser Frage soll in Erfahrung gebracht werden, welche Handlungen und Verhaltensweisen dazu geführt haben, schwierige Situationen zu bewältigen. Daraus kann sich ein Anknüpfungspunkt für Interventionen in der aktuellen Situation des Umzugs in die Hausgemeinschaft ergeben.

20. Haben Sie Ziele in Ihrem Leben erreicht, die Sie sich gesetzt hatten (SE, K, I, SÄ)?
Auch bei dieser Frage gehe ich davon aus, dass der Befragte eine komplexe Situation erzählt: Welche Ziele er sich warum gesetzt hatte und wie sie erreicht wurden. Damit sind Informationen zu allen Prozessdimensionen erfassbar.

21. Welche Fähigkeiten haben Ihnen geholfen, mit diesen Situationen zurechtzu-
kommen/diese Ziele zu erreichen (SE, K, I, SÄ)?
Siehe Punkt 20, wobei hier eine allgemeingültigere Beschreibung der Fähigkeiten
oder Eigenschaften des pflegebedürftigen Menschen gemeint ist. Diese Fähigkeiten sind für die Pflegesituation als Ressourcen zu nutzen.

22. Bereitet Ihnen in Ihrer heutigen Situation etwas Sorgen (I, SÄ)?

> «Nach der Theorie des systemischen Gleichgewichts entsteht Angst, wenn Energie
> nicht frei horizontal und vertikal durch die systemischen Hierarchien fließen kann.
> Das heißt, dass das Muster und der Rhythmus des menschlichen Systems oder
> eines seiner Subsysteme nicht mit Mustern und Rhythmen anderer Systeme
> übereinstimmt, so dass der Fluss der Energie gehemmt ist und Spannung erzeugt
> wird, die im Menschen Angst hervorruft. Umgekehrt ist der Mensch angstfrei, wenn
> sein System kongruent ist, also mit seinen eigenen Subsystemen und den Syste-
> men der Umwelt harmonisiert. Der wichtigste menschliche Prozess in der Theorie
> des systemischen Gleichgewichts ist es, Ängste abzubauen.» (Friedemann/Köhlen
> 2003, 27).

Zu wissen, welche Zustände oder Ereignisse bei einem Menschen negative
Gefühle wie Unbehagen, Unsicherheit, Wut oder Schuldgefühle auslösen, die
auch mit dem Begriff Angst in Zusammenhang stehen (Friedemann 2003, Referat
Morschach), ist von entscheidender Wichtigkeit für die sich anschließende
Ziel- und Interventionsvereinbarung.

Es könnte der Streit zwischen Mutter und Schwiegertochter darüber sein, wel-
che persönlichen Dinge mit in die Hausgemeinschaft umziehen sollen. Die alte
Dame möchte gerne ihr Kaffeeservice mitnehmen, weil es eine Erinnerung an ihre
Mutter und ihre Heirat darstellt, und die Schwiegertochter tut dies mit der
Bemerkung ab: «Dort ist Geschirr, das brauchst du nicht. Es bleibt hier, vielleicht
kann XY es gebrauchen!»

Die alte Dame erfährt durch diese Bemerkung eine Bedrohung ihrer Stabilität
und Spiritualität, da die Schwiegertochter versucht, Handlungen der Kohärenz zu
verhindern. Durch die Abhängigkeit zur Schwiegertochter fühlt sich die alte
Dame verletzt und unverstanden, was die Kohärenz und Individuation weiter
bedroht.

Lässt sich dieses vermeintlich «kleine Thema» in der aktuellen Situation klären,
werden Angst, Wut und Unbehagen der zukünftigen Bewohnerin abbaubar sein,
und alle Beteiligten können sich anderen Themen zuwenden. Eine solche Situation eignet sich dazu, die Theorie des systemischen Gleichgewichts zu erklären.

23. Wie stellen Sie sich Ihre Zukunft vor (SE, I, K, SÄ)?
Diese Frage leitet über in die Bestimmung der Ziele. Bevor diese Frage beantwor-
tet wird, können die bislang erhobenen Informationen zusammengeführt und in
der Grafik (s. Abb. 4-16, S. 110) erfasst werden. Spätestens jetzt sollte die Theorie

des systemischen Gleichgewichts erklärt werden, sodass der Pflegebedürftige versteht, wie die Ausprägung der Prozessdimensionen in die Grafik einzutragen ist. (Beispielsweise wird wenig Individuation mit einem kleinen Viertelkreis in dem linken unteren Viertel der Grafik eingetragen, hohe Systemerhaltung wird durch einen großen Viertelkreis zum Ausdruck gebracht.) Es wird deutlich, dass eine Prozessdimension immer zwei Zielen dient und damit zwangsläufig Zusammenhänge entstehen, die manchmal schwer zu differenzieren sind.

Im Anschluss daran wird besprochen, welche Ziele in welchem Maß erreicht werden sollen. Daraus lassen sich die Prozessdimensionen ableiten, die durch gezielte Pflegeinterventionen entwickelt werden sollen.

Die vereinbarten Ziele und Interventionen werden mit einer anderen Farbe auf Blatt 16 eingetragen und auf den Blättern 15 und 17 in Worten formuliert (s. Abb. 4-15 bis 4-17, S. 108–112).

24. Welche Erwartungen haben Sie an unsere Einrichtung (SE, I, K, SÄ)? Welche Erwartungen haben die Bezugspersonen an die Einrichtung?
Bei dieser Frage können Absprachen über die weitere Gestaltung der Beziehungen getroffen werden. Diese Frage soll verhindern helfen, dass Erwartungen unausgesprochen bleiben und Missverständnisse entstehen, die zu Konflikten führen, die wiederum Angst, Ärger oder Unsicherheit auslösen können.

Den Zeitbedarf für ein erstes Gespräch nach diesen Kriterien schätze ich auf 60 bis 90 Minuten. Informationen, die in dieser Zeit nicht erhoben werden können, werden in den Tagen nach dem Einzug in die Hausgemeinschaft erfasst.

Entwicklungsbedarf
Die in der Informationssammlung zur Klassifizierung der systemischen Prozesse entwickelten Fragen bedürfen der praktischen Erprobung und Bewertung durch Praktiker und Pflegewissenschaftler sowie der gemeinsamen Weiterentwicklung.

5.3.5
Fallbesprechungen

Im Zuge der Akademisierung der Pflegeberufe steht die Entwicklung des professionellen pflegerischen Handelns im professionstheoretischen Verständnis Oevermanns im Mittelpunkt (Oevermann 1981). Professionelles Handeln entwickelt sich demnach im Zuge des hermeneutischen Fallverstehens. Hermeneutisches Fallverstehen entsteht, wenn Handelnde die Autonomie der Lebenspraxis des Bewohners im Kontext der subjektiven Betroffenheit, ihrer eigenen Berufserfahrung und ihres (wissenschaftlichen) Fachwissens interpretieren und wahrnehmen, dass standardisierte Pflegehandlungen nicht zwangsläufig mit der individuellen Situation des Bewohners vereinbar sind. Daraus ergibt sich, dass pflegerisches Handeln erst durch den jeweils «fallspezifischen» Erklärungs- und Begründungszusammenhang zu professionellem Handeln wird. Die Robert Bosch

Stiftung konkretisiert dieses Verständnis professioneller Pflege im Grundsatzpapier «Pflege neu denken» (2000) auf pädagogischer Ebene. Konzepte wie «problem-based learning», forschungsorientiertes Lernen (Price 2003) oder Lernortkooperationen (Robert Bosch Stiftung 2000, 308 ff.) führen zu neuen Lehr- und Lernmethoden, zu denen auch die Fallbesprechung gezählt werden kann.

Zum Zweiten gewinnen Fallbesprechungen mit wachsenden Qualitätsbestrebungen in der Pflege an Bedeutung. Durch die Empfehlung des Medizinischen Dienstes der Spitzenverbände der Krankenkassen (MDS) im Rahmen der Qualitätsprüfungen nach § 80 SGB XI (MDS 2005a, 105) und den Rahmenempfehlungen im Umgang mit herausforderndem Verhalten bei Menschen mit Demenz (BMG 2007, 61 ff.) beginnen zunehmend mehr Einrichtungen, das Instrument der pflegerischen Fallbesprechung einzuführen. Im Mittelpunkt steht hier die Reflexion der Pflegesituation und des pflegerischen Handelns mit der Frage nach dem richtigen Handeln im ethischen und damit auch im pflegefachlichen Sinne.

In Fallbesprechungen sollen gemäß der MDK-Definition Verbesserungen der Lebenssituation diskutiert werden und Lösungen für Pflegeprobleme vereinbart werden (vgl. MDS 2005a, 105), bzw. durch ein «strukturiertes, zielgerichtetes intra- oder interprofessionelles Gesprächsverfahren […] einem multiperspektivischen Verstehen der Lebens- und Versorgungssituation, gemeinsamer Entscheidungsfindung und der Abstimmung oder Evaluation eines gemeinsamen Vorgehens [dienen]» (BMG 2007, 68).

Beide Definitionen geben keinerlei Hinweis auf das methodische Vorgehen. Möglicherweise bieten die Konzepte der kollegialen Beratung, Intervision, Supervision oder Coaching, welche die berufliche Situation in den Mittelpunkt stellen und sich von therapeutischen Angeboten zur Behandlung von krankhaften Störungen (Migge 2005, 22 f.) abgrenzen lassen, einen Rahmen, der die Anwendung entsprechender Techniken, Methoden und Instrumente theoretisch begründen kann.

Eine erste Differenzierung zwischen Intervision und kollegialer Beratung gegenüber der Supervision und dem Coaching ist dadurch möglich, dass die erstgenannten Beratungskonzepte ohne externen Beratungsexperten konzipiert sind, während Supervision bzw. Coaching einen ausgebildeten Berater (Supervisor oder Coach) erfordern. Migge und Loffing sehen die Möglichkeit, Mitarbeiter durch interne Coaches begleiten zu lassen (Migge 2005, 26; Loffing 2003, 38 f.), fordern allerdings eine spezielle Qualifikation.

Kollegiale Beratung und Intervision
Kollegiale Beratung und Intervision haben gemeinsam, dass sie auf einer kollegialen, also der gleichen hierarchischen Ebene stattfinden, d. h. die teilnehmenden Mitarbeiter sind innerhalb der Organisation gleichberechtigt.

Kollegiale Beratung

Unter kollegialer Beratung ist «ein diagnostisches Instrument zur Reflexion und Klärung beruflicher Probleme [...] [zu verstehen]» (Rimmasch 2003, 17). Die Definition Tietzes konkretisiert diesen Zweck folgendermaßen:

> «Kollegiale Beratung ist ein strukturiertes Beratungsgespräch in einer Gruppe, in dem ein Teilnehmer von den übrigen Teilnehmern nach einem feststehenden Ablauf mit verteilten Rollen beraten wird mit dem Ziel, Lösungen für eine konkrete berufliche Schlüsselfrage zu entwickeln.» (Tietze 2003, 11)

Kollegiale Beratung basiert auf der Grundannahme, dass Menschen aus ähnlichen Arbeitsfeldern in der Lage sind, sich qualifiziert zu beraten. Die Beratung findet in einer selbstgesteuerten Gruppe ohne externe Teilnehmer mit einem festgelegten Ablauf und transparenten Methoden mit der Fokussierung beruflicher und arbeitsbezogener Themen statt. Das Setting kollegialer Beratung sieht verteilte Rollen vor. Zu besetzende Rollen sind die des Fallgebers oder Fallerzählers, des Moderators und des Beraters, bei weiteren Gruppenmitgliedern können die Rollen des Sekretärs oder des Schreibers sowie des Prozessbeobachters besetzt werden (Tietze 2003, 56 f.; Kopp/Vonesch 2003, 56). Der Ablauf gliedert sich in sechs (Tietze 2003, 60) oder sieben Phasen (Kopp/Vonesch 2003, 57), die unterschiedlich benannt werden, im Wesentlichen aber denselben Verlauf beschreiben. Anwendung kann kollegiale Beratung bei kritischen Führungssituationen, schwierigen Entscheidungen, in komplexen oder konfliktträchtigen Projekten und in Konflikt- und Krisensituationen mit Bewohnern finden. Nach Tietze müssen die zu bearbeitenden Situationen drei Kriterien erfüllen:

1. «Der Fall bezieht sich aus aktuellem, konkretem Anlass auf eine konkrete soziale Situation mit einem oder mehreren konkreten Interaktionspartnern.
2. Die Interaktionspartner und das Problemfeld liegen außerhalb der Beratungsgruppe. Außer dem Fallerzähler ist niemand aus der Gruppe direkt in den Fall involviert.
3. Den Fallerzähler beschäftigt die Frage derzeit noch. Er wünscht sich die Reflexion einer offenen Frage, auf die er noch keine befriedigende Antwort gefunden hat.» (Tietze 2003, 31).

Intervision

Intervision ist ein eher unbekanntes Beratungsformat in Deutschland. In den Niederlanden hat sich Hendriksen intensiv mit dieser Beratungsform auseinandergesetzt, seine Veröffentlichungen zur Intervision haben grundlegenden Charakter. Er definiert Intervision als «gegenseitige Beratung bei beruflichen Problemen in einer Gruppe von Gleichrangigen, die innerhalb einer gemeinsam festgelegten Struktur zielgerichtet Lösungen in einem autonomen, an Erfahrung orientiertem Lernprozess zu finden versuchen» (Hendriksen 2002, 24). Der Ursprung der Intervision ist auf japanische Qualitätszirkelarbeit in den 50er Jahren des 20. Jahrhunderts zurückzuführen. Ziel der Intervision war die Optimierung der täglichen

Arbeitsaufgaben durch eine problem- und ergebnisorientierte Kommunikation (vgl. Hendriksen 2002, 23 f.). Hendriksen und Brinkmann beschreiben beide ein Phasenmodell zur Gestaltung der Intervision, die sich weniger im Verlauf als in der Sprache unterscheiden (Hendriksen 2002, 25 f.; Brinkmann 2002, 16 f.). Hendriksens Modell lässt erkennen, dass es in der niederländischen Praxis mittlerweile üblich ist, Intervision durch einen externen Begleiter moderieren zu lassen (Hendriksen 2002, 11). Durch diese Entwicklung verschwimmt die Grenze zur Supervision fast vollständig, als unterscheidendes Merkmal bleibt die Qualifikation und Funktion von Intervisor und Supervisor. Für Hendriksen genügen für die Rolle des Intervisors Berufserfahrung und Moderationswissen, wohingegen von Supervisoren eine mehrjährige Ausbildung zu erwarten ist, deren Inhalt auch aus therapienahen Methoden besteht.

Supervision und Coaching
Der Blick in die Fachliteratur der Beratungsbranche macht deutlich, dass es sehr schwierig, wenn nicht gar unmöglich ist, die verschiedenen Konzepte trennscharf abzugrenzen. Buer äußert die These, dass sich die Abgrenzung nur durch die Kooperation zwischen Beteiligten und Betroffenen erreichen lässt und schlägt eine soziologische Herangehensweise vor (Buer 2007, 117 ff.). Ein wichtiger Aspekt der Differenzierung erscheint ihm die Trennung zwischen Format und Verfahren. Als Format versteht Buer den institutionalisierten Rahmen, die Hülle (z. B. Supervision, Coaching, Organisationsberatung), die mit Verfahren (Werkzeuge, Tools, Methoden, wie z. B. Psychotherapie, systemischer Beratung, hypnotherapeutischen Techniken, Psychodrama, Gestalttherapie) ausgefüllt werden. So ist es möglich, dass in ein und demselben Format unterschiedlichste Verfahren zum Einsatz kommen können. Eine deskriptive Beschreibung und damit Bewertung dessen, was im Beratungssetting geschieht und wirksam ist, ist aufgrund der vertrauensvollen Beziehung zwischen Klient und Berater schwierig, auf der mikrosoziologischen Ebene nach Buer (2007, 121) auch nicht erforderlich. Makrosoziologisch betrachtet fordert Buer eine differenzierte Betrachtung der unterschiedlichen Entstehungskontexte, der unterschiedlichen Verwertungszusammenhänge sowie der unterschiedlichen Arbeitskulturen (ebd., 122) von Supervision und Coaching. Innerhalb dieser Kontexte wird beiden Beratungsformaten durch Nutzer und Beteiligte ein bestimmtes Image zugeschrieben, das es aus der jeweiligen Perspektive attraktiv erscheinen lässt, Supervision oder Coaching zu nutzen oder anzubieten.

Supervision
Supervision lässt sich aufgrund des Entstehungskontextes als «Führungsfunktion» definieren, die bewirken soll, dass «Mitarbeiter ihre Aufgaben sachgerecht erledigen, d. h. er [der Supervisor] hat sie fachlich anzuleiten und bei ihrer Aufgabenerfüllung zu kontrollieren» (Schreyögg 1992, 13). Belardi fasst den Begriff der Supervision noch etwas weiter:

«Unter dem Oberbegriff Supervision versteht man Weiterbildungs-, Beratungs-
und Reflexionsverfahren für berufliche Zusammenhänge. Das allgemeine Ziel der
Supervision ist es, die Arbeit der Ratsuchenden (Supervisanden) zu verbessern.
Damit sind sowohl die Arbeitsergebnisse als auch die Arbeitsbeziehungen zu
den Kollegen und Kunden wie auch organisatorische Zusammenhänge gemeint.»
(Belardi 2002, 14).

Aufgrund des Entstehungskontextes und des fehlenden wirtschaftlichen Aspekts
in beiden Definitionen wird der Begriff der Supervision überwiegend in sozialen
Einrichtungen, Wohlfahrtsverbänden und Sozialbehörden genutzt und dient der
Qualitätssteigerung der zu erbringenden Leistungen (Buer 2007, 124; DGSv
2007[15]).

Coaching

Dem Format des Coachings wird aufgrund seiner Entstehungsgeschichte aus dem
Feld des sportlichen Coaches eher zugeschrieben, einen Beitrag dazu zu leisten,
«im Wettkampf zu gewinnen» (Buer 2007, 122; Loffing 2003, 18). Belardi geht
davon aus, dass sich Coaching eher an Führungskräfte wendet (Belardi 2002, 39).

Die weitere Verbreitung des Coachings in Unternehmen der freien Wirtschaft
als in der Wohlfahrtspflege lässt die Vermutung zu, dass dieses zum einen eine
Folge des entstandenen Images aufgrund des unterschiedlichen Entstehungskontextes ist, als auch die Assoziation der Nutzer mit diesem Beratungsformat. Das
damit implizierte Ziel des Coachings, in erster Linie den Coachee zu befähigen,
Gewinne zu optimieren, wird meines Erachtens in sozialen Einrichtungen bislang
eher als anrüchig empfunden.

Es erscheint durchaus vielversprechend, die bislang unbeschriebene Vorgehensweise in pflegerischen Fallbesprechungen an unterschiedlichen Beratungsformaten und -verfahren zu orientieren. Eine erste, sich daraus ergebende Differenzierung von Fallbesprechungen habe ich in Abbildung 5-7 im Überblick dargestellt.

Die Beratungsformate Supervision und Coaching scheinen mir in einem entsprechenden Kontext für pflegerische Fallbesprechungen einsetzbar zu sein, da sie
insbesondere das Ziel verfolgen, den Therapeuten (hier den Pflegenden) in seinen
Handlungs- und Deutungsmustern und seiner Haltung zu reflektieren (Schreyögg
1992, 13 ff.).

Das Format der Intervision eignet sich nicht, da es mit den zugehörigen Verfahren darauf abzielt, ausschließlich aufgabenbezogene Probleme zu lösen. Da an
den Problemlösungsprozess der Pflege immer auch ein Beziehungsprozess zwischen Pflegebedürftigem und Pflegendem geknüpft ist (BMG 2007, 29), greift
dieses eher funktionalistisch-technisch ausgerichtete Instrument zu kurz.

Das Konzept der kollegialen Beratung sollte mit einigen gezielt ausgewählten
Verfahren in der Praxis getestet werden. Ein erfolgreicher Einsatz im Rahmen von

---

15 http://www.dgsv.de/supervision.php vom 22.11.2007

	Interne Beratung		Externe Beratung	
Format	**kollegiale Beratung**	**Intervision**	**Supervision**	**Coaching**
Verfahren	selbstverantwortlich organisierter Erfahrungs- und Lernprozess Selbsthilfemodelle (Rotering-Steinberg) kooperative Beratung (Mutzek) reflektierendes Team (Andersen) Balintgruppen (Balint) themenzentrierte Interaktion (Cohn) **Methoden** (Tietze) Brainstorming, erster kleiner Schritt, gute Ratschläge, Resonanzrunde, Sharing, Schlüsselfrage (er)finden, zwei wichtige Informationen, kurze Kommentare, Erfolgsmeldung, Actstorming, offene Fragen, Hypothesen entwickeln, Überraschungen erfinden, umdeuten, zwei Seiten der Medaille, Identifikation, Kreuzverhör, Inneres Team, Metaphern und Analogien	aufgabenbezogen, betont Lehr- und Lernprozesse **Methoden** des Qualitätsmanagements: Ishikawa, Kraftfeldanalyse, Brainstorming, Mindmapping, Metaplan, Pareto-Analyse	z. B. integratives Modell nach Schreyögg. Personenbezogen im beruflichen Kontext	offen für Verfahren aus anderen Disziplinen, z. B. Therapiewissenschaft, Betriebswirtschaft, Psychologie. Orientiert sich in gleichem Maße an der Person des Coachees und an betrieblichen Aspekten. Fokus auf Entwicklung der Persönlichkeit *und* der Organisation
Ziele der Einrichtung	Entwicklung einer Corporate identity Entwicklung fachlicher Kompetenz Organisationsentwicklung: Verbesserung von Arbeitsabläufen	Lösung von Problemen im Arbeitsprozess Einarbeitung neuer Mitarbeiter Professionalisierung der Mitarbeiter	Reflexion der Handlungs- und Denkmuster Pflegender	Haftungsrisiken aufgrund von Pflegefehlern sind minimiert; Mitarbeiter leistungsfähig
Qualität	«Alle sitzen im selben Boot» Lösungen sind sehr praxisnah schnelle Entscheidungen durch beteiligte Verantwortliche keine Kosten für externen Berater hierarchiefrei		Unabhängigkeit; «Blick von außen»; Multiprofessionalität; Methodenvielfalt; keine langfristige Bindung an den Berater; projektbezogen	
Risiken	Innerbetriebliche Konflikte werden nicht erkannt oder nicht bearbeitet. «Betriebsblindheit» führt zu max. suboptimalen Lösungen.		(In-)Kompetenz des Beraters; Kosten; Zielsetzung von Fallbesprechungen sind dem Berater nicht transparent (wichtig: klare Auftragsklärung). Einfluss eines externen Beraters: Risiko der heimlichen Führung	

Abbildung 5-7: Gegenüberstellung unterschiedlicher Beratungsformate

Fallbesprechungen wird von der Schulung der betreffenden Mitarbeiter in den einzelnen Verfahren oder Methoden abhängig sein.

Handlungsleitend kann hier die soziologische Perspektive Buers sein, der die Wirksamkeit und die Konnotation aus dem Blick der Bewohner beschreibt (Buer 2007, 117–136).

Verantwortlichen Mitarbeitern einer Pflegeeinrichtung, in der Fallbesprechungen eingeführt werden sollen, ist zu raten, sich insbesondere Gedanken über die Zielsetzung von Fallbesprechungen zu machen, bevor die Entscheidung für ein entsprechendes Format gefällt wird. Der angemessenen Zielsetzung sollte in Zeiten knapper Ressourcen eine Problemanalyse vorangehen: Welche Probleme sind im Unternehmen am Dringendsten zu lösen? Damit kann geklärt werden, ob es sich bei der gegebenenfalls gewählten Intervention «Fallbesprechung» um einen effizienten Ressourceneinsatz bei strategischer Zielsetzung handelt.

Eine übergeordnete Unterscheidung der Fallbesprechungen in Beratung «von innen» und Beratung «von außen» soll verdeutlichen, dass der Entscheidung, Fallbesprechungen durch externe Berater begleiten zu lassen, eine klare Zielsetzung vorangegangen sein muss, um ein wirksames Format mit angemessenen Verfahren vereinbaren zu können.

6 Bedingungen zur Anwendung der familien- und umweltbezogenen Pflegetheorie für Hausgemeinschaften

6.1
Mikroebene

Bewohner, Familien, Pflegende und andere Therapeuten (Physiotherapeuten, Ergotherapeuten, Logopäden, Mediziner, Apotheker) sowie Pflegegutachter und Altenpflegeschüler bilden die Mikroebene in der stationären Altenpflege. Die Mikroebene umfasst die Interaktion des Bewohners, seiner Familie, der Pflegenden und anderer Therapeuten und ihre Bedingungen, sich entsprechend den systemspezifischen Werten, den Zielen und den Methoden verhalten zu können.

Bedingungen, die sich an Bewohner und Familien richten, lassen sich nicht formulieren, da ich davon ausgehe, dass Menschen mit einem Pflegebedarf aufgrund ihrer typischen Lebenssituation (Alterserkrankungen, Multimorbidität, Hochaltrigkeit) ungeachtet ihrer sozialen, finanziellen oder familiären Situation aufgenommen werden. Familien, die sich der Situation entziehen oder ihr nicht gewachsen sind (oder deren Mitglieder verstorben sind), spielen dennoch – in jedem Fall für den Pflegebedürftigen – und somit für die Pflegesituation eine Rolle. Die pflegerischen Interventionen können in solchen Situationen nicht dabei ansetzen, Angehörige in der Übernahme konkreter Pflegeleistungen anzuleiten. Pflegerische Interventionen beziehen sich in solchen Situationen möglicherweise darauf, neue Kontaktaufnahmen zwischen Angehörigen behutsam vorzubereiten, oder aber die Pflegebedürftigen in der Trauer über den Verlust von Beziehungen zu begleiten. An Bewohner und ihre Familien lassen sich daher keine Bedingungen knüpfen, wobei die Situation der Familie durchaus ein Erfolgsfaktor für gelungene Pflege darstellt. Auf den Gedanken, finanzielle Anreize für Familien zu schaffen, die sich aktiv an der Pflege beteiligen, wird auf der Makroebene eingegangen.

Die familien- und umweltbezogene Pflege setzt bei den Pflegenden voraus, dass sie bereit sind, ihre Wahrnehmung über das Individuum der Pflegebedürftigen hinaus zu erweitern und Interesse an deren Umwelt und deren Familie zu entwickeln. Möglich ist dies nur, wenn sie zum einen von dieser Dimension wissen, d. h. eine Vorstellung von familien- und umweltbezogener Pflege haben, oder bereit sind, eine solche zu entwickeln. Zum anderen benötigen sie die Fähigkeit, sich die Spezifika der verschiedenen Systeme der pflegebedürftigen Menschen, zu denen die Familie zählt, zu erschließen und zu klassifizieren. Als Drittes benötigen sie Wissen und Fähigkeiten darüber, welche pflegerischen Interventionen angemessen sind und wie diese, unter Einbezug der Betroffenen, zu wirksamen, individuellen Pflegemaßnahmen entwickelt werden können. Diese Kompetenzen können sich bei gut ausgebildeten, weiterqualifizierten Pflegenden während der praktischen Tätigkeit mit einer entsprechenden Pflegekonzeption entwickeln. Zu den maßgeblichen Fähigkeiten gehören:

- *Kommunikationsfähigkeit* (zuhören können, einfühlsam sein, Gespräche moderieren und lenken können, sich verbal und nonverbal angemessen mitteilen können)
- *die Fähigkeit, systemisch zu denken* (Die Verknüpfung, Wechselwirkung und Rückkoppelungsprozesse mehrerer verschiedener Faktoren und Einflüsse – auch die Wirkung des eigenen Verhaltens in Systemen – müssen gedacht und erkannt werden können.)
- *die Fähigkeit zur Reflexion* (der eigenen Interaktion, der Wechselwirkungen von Interaktionen innerhalb der [Sub]systeme, aber auch der Gestaltung der Pflegeprozesse)
- *Flexibilität* (sich auf verschiedene Menschen und Systeme einstellen können; Interventionen zu kreieren oder abzuwandeln, sodass sie stimmig sind; die Ziele der Pflegebedürftigen und ihrer Familien akzeptieren, auch wenn es nicht die eigenen sind)
- *spezifisches Fachwissen* (Für Hausgemeinschaften, in denen 80 % der Bewohnerinnen demenziell verändert sind, ist eine geronto-psychiatrische Zusatzausbildung nötig; für die Beratung von Familien kommt eine systemische, [familien-] therapeutische Weiterbildung in Frage.)

Die stetige Information aller anderen, an der Versorgung der Bewohner beteiligten Therapeuten, Pflegegutachter und Altenpflegeschülerinnen über die Pflegekonzeption durch die Pflegenden stellt eine wesentliche Bedingung zur Funktionsfähigkeit der Kooperationen mit anderen Berufsgruppen und Institutionen dar.

6.2
Mesoebene

Beteiligte bei der Umsetzung der Pflegekonzeption auf der Mesoebene sind die Einrichtungsleitung, die Pflegedienstleitung und der Träger der Einrichtung als wesentliche Hauptakteure. Auf dieser Ebene arbeiten sie zusammen mit dem Bewohner- und Angehörigenbeirat, mit der Mitarbeitervertretung/dem Betriebsrat, der kooperierenden Altenpflegeschule und Weiterbildungseinrichtungen. Die Anforderungen an diese Beteiligten sind zu differenzieren:

Einrichtungsleitung und Pflegedienstleitung sind die Promotoren der Pflegekonzeption, was voraussetzt, dass sie über Hintergrundwissen verfügen und Visionen entwickelt haben, die in operative und strategische Schritte umgesetzt werden sollen. Insbesondere die Einrichtungsleitung wirkt in die Richtung des Trägers, der sich mit der Pflegekonzeption, ihren Werten, Zielen und Methoden einverstanden erklären muss. Der Einrichtungs- und Pflegedienstleitung müssen durch den Träger Gestaltungsrahmen eingeräumt werden, welche die Betriebsführung zur Umsetzung der Pflegekonzeption ermöglichen. Einrichtungsleitung und Pflegedienstleitung sind mit ihrer Haltung gegenüber Pflegebedürftigen und ihren Familien Vorbild und dienen den Mitarbeiter mit ihrem Handeln als Modell. Beide sind in der Lage, die Konzeption innerhalb und außerhalb der Einrichtung darzustellen und Mitarbeiter bei der Entwicklung eines entsprechenden Pflegeverständnisses anzuleiten und zu schulen.

Die Leitung der Einrichtung orientiert ihr Personalmanagement an den Konzepten der Theorie des systemischen Gleichgewichts. Kriterien zur Bewertung der Mitarbeiter werden aus den Anforderungen der Theorie und Benners Stufen zur Pflegekompetenz (Benner 1994) abgeleitet. Die Beurteilung der Mitarbeiter dient als Grundlage zur Erhebung des Fort- und Weiterbildungsbedarfs. Bildungsanbieter werden aufgrund ihres Angebots und der Qualität ihres Angebotes ausgewählt.

Der Bewohner- und Angehörigenbeirat setzt sich aus Menschen zusammen, die das Interesse haben, konstruktiv mit den Mitarbeitern der Einrichtung zusammenzuarbeiten. Die Einrichtungsleitung bezieht den Bewohner- und Angehörigenbeirat in die Belange der Einrichtung mit ein. Die Kommunikationsstruktur zwischen Einrichtungsleitung, Träger und Bewohner- und Angehörigenbeirat ist festgelegt und transparent für Bewohner, ihre Familien und Mitarbeiter. Die Aufgabenbereiche und Kompetenzen des Bewohner- und Angehörigenbeirats sollen schriftlich festgelegt werden, um Missverständnisse und Konflikte zu vermeiden.

An die kooperierende Altenpflegeschule ist die Anforderung zu stellen, dass Altenpflegeschüler durch den theoretischen Unterricht neben anderen Pflegetheorien auch Friedemanns Theorie der familien- und umweltbezogenen Pflege kennenlernen und dass sich die Lehrenden flexibel auf unterschiedliche Praxisbedingungen und -anforderungen ihrer Auszubildenden einstellen können (z. B. verschiedene Systeme zur Planung und Dokumentation des Pflegeprozesses).

Dies setzt voraus, dass sich die Lehrenden der kooperierenden Altenpflegeschule intensiv mit Friedemanns Theorie auseinandergesetzt haben und Auszubildende in der Entwicklung ihrer beruflichen Kompetenzen in diesem Verständnis von Pflege unterstützen können und wollen.

6.3
Exo- und Makroebene

Auf der Makroebene sind Akteure mit relativer Nähe zur einzelnen Einrichtung wie die Kommunen (Kostenträger und Heimaufsichtsbehörde), Kranken- und Pflegekassen und der Medizinische Dienst der Krankenversicherung an der Gestaltung der Bedingungen für die Umsetzung von Pflegekonzeptionen beteiligt. Von der einzelnen Einrichtung distanziertere Beteiligte wie die Wohlfahrtsverbände oder andere Trägerverbände (z. B. VDAB, bpa), die Gremien der Landes- und Bundespolitik sowie berufspolitische Gremien und die (Pflege-) Wissenschaft haben z. T. maßgeblichen Einfluss auf die Schaffung von Bedingungen zur Umsetzung von Pflegekonzeptionen.

Auf der politischen Ebene wird über essentielle Faktoren entschieden, die den Rahmen einer Einrichtung bilden. Die aktuellen gesetzlichen Regelungen erschweren es den Einrichtungen, eigene Konzeptionen umzusetzen, die nicht dem Mainstream der stationären Altenpflege entsprechen.

Die politische Notwendigkeit, die Kosten der Pflege alter Menschen im Blick zu behalten, begrenzt die Möglichkeiten zur Innovation. Aber selbst mit ausreichenden Mitteln bedürfte es der Änderungen der Rahmenverträge nach § 75 SGB XI, welche die Leistungen der Einrichtungen beschreiben. Eine Überarbeitung des Pflegebedürftigkeitsbegriffs nach § 14 SGB XI wird schon seit der Einführung der Pflegeversicherung angemahnt und stellt ebenfalls eine Bedingung dar, die zur Anwendbarkeit dieser Konzeption beitragen würde.

Fördern ließe sich die aktive Beteiligung der Familien an der stationären Pflege ihrer Familienangehörigen mit der Schaffung finanzieller Anreize, zum Beispiel durch Steuervergünstigungen oder Reduzierung des Eigenanteils an den Heimpflegekosten entsprechend dem Maß der Beteiligung der Familie an der Pflege. Dies setzt voraus, dass vielfältige Pflegeleistungen definiert werden müssen und eine Differenzierung erfolgt zwischen Vorbehaltsaufgaben professionell Pflegender, Aufgaben der Präsenzkräfte und Leistungen, die von Angehörigen im Pflegeheim erbracht werden können. Zu hinterlegen sind die entsprechenden Ermäßigungen bzw. Kosten.

Differenziertere gesetzliche Vorgaben zur Fort- und Weiterbildung der Mitarbeiter sowie deren Begleitung durch Supervision wären nötig, um die Entwicklung der Pflegequalität durch Qualifizierung der heute dort Tätigen zu verbessern. Bayern geht hier mit den Regelungen im bayerischen Landesheimgesetz mit gutem Beispiel voran. Die im § 12 Wohn- und Teilhabegesetz (NRW) hinterlegte

Fachkraftquote und die Eignung der Einrichtungsleitung sowie die in § 71 SGB XI formulierte Anforderung an die Verantwortliche Pflegefachkraft reichen nicht aus, um gegenüber den Kostenträgern eine höhere Qualifikation der Mitarbeiter zu begründen und deren Finanzierung sicherzustellen. In der Konsequenz bedeutet dies, dass Mitarbeiter nach ihrer Ausbildung in zu geringem Umfang weiterqualifiziert werden können.

Die Verantwortlichen in Einrichtungen der Altenpflege müssen dringend befähigt werden, aufgrund angemessener Qualifikationen der Mitarbeiter und einer entsprechenden finanziellen Ausstattung professionelle Pflege erbringen zu können.

Als ein Merkmal professioneller Pflege ist die Anwendung einer pflegetheoretisch orientierten Pflegekonzeption zu verstehen, welche die oben genannten Bedingungen erfordert. Unterstützt werden können Praktiker der Einrichtungen durch Pflegewissenschaftler, die durch Studienergebnisse und situationsbezogen recherchiertes Wissen bei der Entwicklung und Umsetzung von Konzeptionen mitwirken können.

6.4
Forschungsbedarf

Die derzeitigen noch vereinzelten Forschungsergebnisse zielen auf Erkenntnisgewinne unterschiedlicher Ebenen ab. Zum einen wurden Strukturdaten des bislang noch sehr unübersichtlichen Feldes erhoben (Kremer-Preiß/Narten 2004, 19–68). Andere Studien sind auf die Lebensqualität und die Auswirkungen der Wohngemeinschaft auf Menschen mit Demenz im Vergleich zu anderen Versorgungsformen (Reggentin/Dettbarn-Reggentin 2006, 57–125; Weyerer et al. 2005, 90–96) sowie auf die Arbeitszufriedenheit der Mitarbeiter (Reggentin/Dettbarn-Reggentin 2006, 57–125) ausgerichtet. Die Studienergebnisse sind nicht vergleichbar, da unterschiedliche Forschungsfragen und Studiendesigns genutzt wurden. Widersprüchliche Ergebnisse lassen sich zum Beispiel zum Thema Besuchshäufigkeit Angehöriger feststellen. Weyerer et al. konstatieren eine geringere Besuchshäufigkeit in segregativen Wohngruppen für Menschen mit Demenz als in integrativen Kontrollgruppen (Weyerer et al. 2005, 93). Dettbarn-Reggentin ermittelt eine höhere tägliche und wöchentliche Besuchshäufigkeit in den segregativen Wohngruppen (Reggentin/Dettbarn-Reggentin 2006, 72). Die unterschiedlichen Ergebnisse könnten darauf beruhen, dass in beiden Studien lineare Verfahren genutzt wurden, die Unterschiede ausschließlich in Bezug auf einzelne Faktoren untersuchten. Die Wechselwirkungen der Vielzahl der möglichen Faktoren, die auf die untersuchten Merkmale Einfluss nehmen können, sind in einem so angelegten Studiendesign nicht kontrollierbar. Die damit erzielten Ergebnisse dürfen also nicht im Sinne eines Ursache-Wirkungs-Prinzips zugunsten der Versorgungsform interpretiert werden.

Die Anwendung von Theorien impliziert Aspekte, die mittels Forschung überprüft werden können. Um nur ein Beispiel zu nennen, könnte die Forschungsfrage von Reggentin/Dettbarn-Reggentin Differenzierung erfahren, welche die Belastungen Pflegender im Umgang mit Kollegen, der Leitung und Angehörigen untersuchte (Reggentin/Dettbarn-Reggentin 2006, 118 f.). In der Anwendung der Theorie Friedemanns könnte die Untersuchung der unterschiedlichen Systeme und Subsysteme in Bezug auf Familiengesundheit Aufschluss über Wechselwirkungen geben.

Selbst mit einem Forschungsdesign, das multivariate Methoden nutzt, führt die Vielzahl Einfluss nehmender, zum Teil schwer messbarer Faktoren nicht zu aussagekräftigen Ergebnissen, da sich nur ein begrenzter Teil der Einflussfaktoren untersuchen lässt. Ein weiteres Problem stellt die Kleinheit der Stichprobe aufgrund des Hausgemeinschaftskonzepts dar, in dem naturgemäß maximal zirka zwölf Personen untersucht werden können. Die Wirksamkeit von Hausgemeinschaften in offensichtlich komplexen systemischen Wechselwirkungsprozessen mit standardisierten, linearen Verfahren quantitativ zu untersuchen, wird zur Folge haben, dass wir das herausfinden, was wir eigentlich schon längst ahnen und die wirklichen Wirkungszusammenhänge übersehen.

7 Ausblick und Chancen für die Altenpflege

In Anbetracht der absehbaren Entwicklungen ist es notwendig, über neue Ideen zur Gestaltung der Pflege alter Menschen nachzudenken. Mit der hier beschriebenen Pflegekonzeption habe ich einen Versuch unternommen, zu beschreiben, wie sich die Anwendung der Theorie der familien- und umweltbezogenen Pflege Marie-Luise Friedemanns in der Praxis gestalten ließe, um eine Entwicklungsmöglichkeit weiterzudenken und zu konkretisieren, die positive Aspekte für alle Beteiligten hat. Vor allem geht es um eine Haltungsänderung der Pflegenden, die Zeit, Vorbilder, Offenheit für Neues und praktische Erfolge benötigt, um nachhaltig zu wirken. Diese veränderte Haltung wird Pflegende stärker mit ihrer Umwelt vernetzen und ihnen damit mehr Anerkennung verschaffen. «Pflege ist Sisyphusarbeit, d. h. die Grenzen und die Nicht-Veränderbarkeit müssen auch akzeptiert werden.» (Gröning 2000, 142). Die derzeitigen Bedingungen stationärer Altenpflege lassen ein unbeschwertes Umsetzen von Pflegekonzeptionen nicht zu. Die Ressourcen, die eine Institution benötigt, um Konzeptionen zu entwickeln, einzuführen und zu evaluieren, existieren derzeit in vielen Einrichtungen nicht. Katharina Gröning mahnt an (ebd.), die Erwartungen nicht in eine Höhe zu schrauben, die ein Erreichen unmöglich machen, und somit die Frustration der Pflegenden weiter zu steigern. Die Pflegewissenschaft ist von Nöten, wenn es darum geht, Pflege zu erklären, zu begründen und Visionen zu entwickeln. Die Theorie ist allerdings nur in dem Maße tauglich, wie es ihr gelingt, den Praktikern Unterstützung und Orientierung bei ihrer alltäglichen Arbeit zu geben und dadurch das Leben alter, pflegebedürftiger Menschen in den Hausgemeinschaften zu verbessern. Es kann also nicht der richtige Weg sein, eine Konzeption unreflektiert für eine Einrichtung zu übernehmen, nur weil sie einen (gesetzlich geforderten) pflegetheoretischen Hintergrund hat. Die Praktiker mögen entscheiden, welche Inhalte auf welche Weise umgesetzt werden können. Leitende Mitarbeiter in Pflegeeinrichtungen sollen sich ihrer Verantwortung bewusst sein, die sie, neben der Pflege der Bewohner, für ihre Mitarbeiter haben. Dieses Bewusstsein soll sie darin stärken, auch kleine Schritte als Erfolg zu sehen. Nicht die reine Umsetzung der Theorie ist das Maß, sondern die Gesundheit und Zufriedenheit der Mitarbeiter einer Institution. Diese werden benötigt, um gute Pflege praktizieren zu können. Die familien- und umweltbezogene Pflege trägt durch die Theorie des systemischen Gleichgewichts zur Zufriedenheit und Gesundheit der Mitarbeiter bei. Das dahinter verborgene «Umdenken» bewirkt allerdings vorerst eine Instabilität im System der Pflegenden und in den Pflegeteams. In den Dimensionen Individuation und Systemänderung der Pflegenden besteht somit Entwicklungsbedarf, um Wachstum zu erreichen. Systemänderungen bewirken Unsicherheit und Angst, die zu Inkongruenz führen. Es liegt in der Verantwortung der leitenden Mitarbeiter der Einrichtungen, sensibel und mit Blick für das realisierbare Ziel an die Entwicklung oder Modifizierung von Pflegekonzeptionen zu gehen. Rückschläge und Tiefpunkte wird es im Prozess der Entwicklung und Implementierung geben. Damit umzugehen und in den Pflegeteams neue Motivation entwickeln zu können, macht das Können der leitenden Mitarbeiter aus. Ein Erfolg ist erreicht, wenn Aspekte der Theorie die Praxis bereichern und nicht, wenn Pflegende feststellen, dass die Theorie zwar nützlich wäre, aber unbrauchbar ist, weil es sich nicht realisieren lässt, das praktische Handeln vollkommen daran auszurichten. Langsame Veränderungen auf den Weg zu bringen bedeutet, Mitarbeiter zu bilden, kollegialen Austausch und Beratung zu nutzen, gemeinsam Ideen zu entwickeln und Neues auszuprobieren. Wenn dabei einzelne Bausteine eines solchen konzeptionellen Entwurfs in der Praxis Anwendung finden, ist das ein Schritt auf dem Weg zur familien- und umweltorientierten Pflege.

Literaturverzeichnis

Bayerisches Staatsministerium für Arbeit und Sozialordnung, Familie und Frauen (2008): Praxisleitfaden für die Qualitätssicherung in ambulant betreuten Wohngemeinschaften. München: Staatsministerium für Arbeit und Sozialordnung, Familie und Frauen.

Belardi, N. (2002): Supervision. Grundlagen, Techniken, Perspektiven. München: Beck.

Benner, P. (1994): Stufen zur Pflegekompetenz. Bern: Verlag Hans Huber.

Berufsgenossenschaft für Gesundheitsdienst und Wohlfahrtspflege (BGW) (2007): Sieht die Pflege bald alt aus? BGW-Pflegereport 2007. Hamburg: Berufsgenossenschaft für Gesundheitsdienst und Wohlfahrtspflege.

Blinkert, B.; Klie, T. (2004): Gesellschaftlicher Wandel und demografische Veränderungen als Herausforderungen für die Sicherstellung der Versorgung von pflegebedürftigen Menschen. Sozialer Fortschritt, 53 (11/12), 319–325.

Böttjer, M.; Scheer, U.; Nowak, B.; Reisig, G. (2003): Das Hausgemeinschaftskonzept von Rablinghausen. Pro Alter 36, 2 (6), 59–64.

Brandenburg, H. (2004): Altenheime der Zukunft – Zukunft der Altenheime!? In: Altern in der modernen Gesellschaft. Interdisziplinäre Perspektiven für Pflege- und Sozialberufe. Hannover: Schlütersche.

Brandenburg, H.; Bossle, M.; Klott, S. (2010): Studienbrief Gerontologie für den BA-Studiengang Pflegemanagement der Fernfachhochschule Jena. [In Vorbereitung.]

Brinkmann, R. D. (2002): Intervision. Ein Trainings- und Methodenbuch für die kollegiale Beratung. Heidelberg: Sauer.

Bubolz-Lutz, E. (2006): Pflege in der Familie. Perspektiven. Freiburg/Breisgau: Lambertus.

Buchholz, M. B. (2000): Familientherapeutische Kompetenz in der Altenpflege. Was Pflegekräfte über Familien wissen können. System Familie, 13, 183–191.

Buer, F. (2007): Coaching, Supervision und die vielen anderen Formate. Ein Plädoyer für ein friedliches Zusammenspiel. In: Schreyögg, A.; Schmidt-Lellek, C. J: Konzepte des Coaching. Wiesbaden: Verlag für Sozialwissenschaften.

Bundesministerium für Familie, Senioren, Frauen und Jugend (Hrsg.) (2001a): Altenhilfestrukturen der Zukunft. Neue Wege finden, neue Wege gehen. Das Modellprogramm «Altenhilfestrukturen der Zukunft» im Überblick. Berlin: BMFSFJ.

Bundesministerium für Familie, Senioren, Frauen und Jugend (Hrsg.) (2001b): Qualität in der stationären Versorgung Demenzerkrankter. Dokumentation eines Workshops. Stuttgart: Kohlhammer.

Bundesministerium für Familie, Senioren, Frauen und Jugend (BMFSFJ) (Hrsg.) (2002): Vierter Bericht zur Lage der älteren Generation: Risiken, Lebensqualität und Versorgung Hochaltriger – unter besonderer Berücksichtigung demenzieller Erkrankungen. Berlin: BMFSFJ.

Bundesministerium für Familie, Senioren, Frauen und Jugend (BMFSFJ) (2004): Das Modellprogramm «Altenhilfestrukturen der Zukunft». Einblicke – Ergebnisse – Empfehlungen. Bonn: BMFSFJ.

Bundesministerium für Familie, Senioren, Frauen und Jugend (BMFSFJ) (2006a): Erster Bericht des Bundesministeriums für Familie, Senioren, Frauen und Jugend über die Situation der Heime und die Betreuung der Bewohnerinnen und Bewohner Deutschland. Online verfügbar unter http://www.bmfsfj.de/bmfsfj/generator/Publikationen/heimbericht/01-Redaktion/

PDF-Anlagen/gesamtdokument,property=pdf,bereich=heimbericht,sprache=de,rwb=true.pdf (zuletzt eingesehen am 8. September 2009).

Bundesministerium für Familie, Senioren, Frauen und Jugend (BMFSFJ) (2006b): Identifizierung von Entbürokratisierungspotentialen in Einrichtungen der stationären Altenhilfe in Deutschland. Abschlussbericht. Berlin: BMFSFJ.

Bundesministerium für Familie, Senioren, Frauen und Jugend (BMFSFJ) (2007): Pflegedokumentation stationär. Das Handbuch für die Pflegeleitung. Bonn: BMFSFJ.

Bundesministerium für Gesundheit (BMG) (Hrsg.) (2007): Rahmenempfehlung zum Umgang mit herausforderndem Verhalten bei Menschen mit Demenz in der stationären Altenhilfe. Berlin: BMG.

Bundessozialgericht (24. September 2002): Az: B 3 P 14/01 R

Bundesverfassungsgericht, 2BvF 1/01 vom 24. Oktober 2002: Urteil des Zweiten Senats zum Altenpflegegesetz

Chinn, P. L.; Kramer, M. K. (1996): Pflegetheorie. Konzepte – Kontext – Kritik. Berlin/Wiesbaden: Ullstein Mosby.

Deutscher Caritasverband (Hrsg.) (2008): SGB XI – Soziale Pflegeversicherung. Gesetzestext mit gekennzeichneten Änderungen durch die Pflegereform 2008. Stand 1. Juli 2008. Freiburg: Lambertus.

Diözesan-Caritasverband für das Erzbistum Köln e. V. (Hrsg.) (2003): Zur Lebenslage pflegender Angehöriger psychisch kranker alter Menschen. Eine empirische Untersuchung. Münster: LIT-Verlag.

Doenges, M.; Moorehouse, M.; Geissler-Murr, A. C. (2002): Pflegediagnosen und -maßnahmen. Bern: Verlag Hans Huber.

Eichener, V. (2004): Wohnen älterer und pflegebedürftiger Menschen in NRW – Formen, Modelle, Zukunftsperspektiven. Expertise für die Enquête-Kommission «Situation und Zukunft der Pflege in NRW» beim Landtag des Landes Nordrhein-Westfalen. Bochum: WIS – Institut für Wohnungswesen, Immobilienwirtschaft, Stadt- und Regionalentwicklung GmbH an der Ruhr-Universität.

Engels, D.; Pfeuffer, F. (2007): Die Einbeziehung von Angehörigen und Freiwilligen in die Pflege und Betreuung in Einrichtungen. Forschungsprojekt des Bundesministeriums für Familie, Senioren, Frauen und Jugend «Möglichkeiten und Grenzen einer selbstständigen Lebensführung in Einrichtungen». Institut für Sozialforschung und Gesellschaftspolitik e. V. (Hrsg.). Köln: ISG.

Ersser, S.; Tutton, E. (2000): Primary Nursing: Grundlagen und Anwendungen eines patientenorientierten Pflegesystems. Bern: Verlag Hans Huber.

Etzel, B. S. (1999): Pflegekonzept. Entwicklung und Umsetzung in die Praxis. Heidelberg: Hüthig.

Fiechter, V.; Meier, M. (1992): Pflegeplanung. Eine Anleitung für die Praxis. 8. Auflage. Basel: Recom.

Fischbach, A. (2001): Vom Ende des Pflegeprozesses. Die Schwester/Der Pfleger, 40 (2), 173–175.

Fließ, S.; Kleinaltenkamp, M. (2004): Blueprinting the service company. Managing service process efficiently. Journal of Business Research 57, 392–404.

Friedemann, M.-L. (1994): Das versteckte Gold eines scheinbar nutzlosen Lebens. Ein Plädoyer für Spiritualität in der Pflege. Krankenpflege, 1, 10–15.

Friedemann, M.-L.; Köhlen, C. (2003): Familien- und umweltbezogene Pflege. 2., überarb. und erw. Aufl. Bern: Verlag Hans Huber.

Friedemann, M.-L. (2003): Die Pflege von Familien anderer Kulturen mit der Theorie des systemischen Gleichgewichts. Fortbildung am Wirtschaftspädagogischen Institut (WPI) Morschach, Schweiz am 20./21. Mai 2003.

Gehring, M.; Kean, S.; Hackmann, M., Büscher, A. (Hrsg.) (2001): Familienbezogene Pflege. Bern: Verlag Hans Huber.

Geister, C. (2004): «Weil ich für meine Mutter verantwortlich bin». Der Übergang von der Tochter zur pflegenden Tochter. Bern: Verlag Hans Huber.

Gelbrich, K. (2007): Blueprinting, sequentielle Ereignismethode und Critical Incident Technique. Drei Methoden zur qualitativen Messung von Dienstleistungsqualität. In: Buber, R.; Holzmüller, H. M.: Qualitative Marktforschung. Konzepte – Methoden – Analysen. Wiesbaden: Gabler.

Gemeinsame Grundsätze und Maßstäbe zur Qualität und Qualitätssicherung einschließlich des Verfahrens zur Durchführung von Qualitätsprüfungen nach § 80 SGB XI in vollstationären Pflegeeinrichtungen vom 7. März 1996.

GKV-Spitzenverband der Pflegekassen (2008): Richtlinien nach § 87b Abs. 3 SGB XI zur Qualifikation und zu den Aufgaben von zusätzlichen Betreuungskräften in Pflegeheimen (Betreuungskräfte-Rl vom 19. August 2008). Online verfügbar unter https://www.gkv-spitzenverband.de/upload/2008_08_19_%C2%A787b_Richtlinie_2291.pdf (zuletzt eingesehen am 9. Juli 2009).

Glaser, J.; Büssing, A. (1996): Ganzheitliche Pflege – Präzisierung und Umsetzungschancen. Pflege, 6 (3), 221–232.

Graf, P.; Spengler, M. (2000): Leitbild- und Konzeptentwicklung. Augsburg: ZIEL-Verlag.

Gröning, K. (2000): Entweihung und Scham. Grenzsituationen in der Pflege alter Menschen. 2. Auflage. Frankfurt am Main: Mabuse.

Großjohann, K.; Stolarz, H.; Maciejewski, B.; Sowinski, C. (2002): Wohnkonzepte und Erhaltung von geistiger Kompetenz. In: Tesch-Römer, C.: Gerontologie und Sozialpolitik. Kohlhammer: Stuttgart.

Hafner, M. D.; Meier, A. (2005): Geriatrische Krankheitslehre. Teil 1: Psychiatrische und neurologische Syndrome. 4., vollst. überarb. und erw. Auflage. Bern: Verlag Hans Huber.

Haider, C. (2006): Zwischen Dasein wollen und Dasein müssen. Eine empirische Untersuchung zum Erleben Angehöriger von Altenheimbewohnern während der Zeit des Heimaufenthalts. Tönning: Der andere Verlag.

Halek, M. (2003): Wie misst man die Pflegebedürftigkeit? Eine Analyse der deutschsprachigen Assessmentverfahren zur Erhebung der Pflegebedürftigkeit. Hannover: Schlütersche.

Hallensleben, J.; Jaskulewicz, G. (2005): Begleitforschung für ambulant betreute Wohngemeinschaften für demenzkranke Menschen. Pflege und Gesellschaft, 10 (2), 97–102.

Hellmann, S. (2003): Formulierungshilfen für die Pflegeplanung nach den AEDLs. Checklisten für die tägliche Praxis. Hannover: Brigitte Kunz in Schlütersche.

Hendriksen, J. (2002): Intervision. Kollegiale Beratung in Sozialer Arbeit und Schule. 2., unveränderte Auflage. Weinheim/Basel: Beltz.

Höhmann, U.; Weinrich, H.; Gätschenberger, G. (1996). Die Bedeutung des Pflegeplanes für die Qualitätssicherung in der Pflege. Bonn: Bundesministerium für Gesundheit, Referat Öffentlichkeitsarbeit.

Igl, G.; Schiemann, D.; Gerste, B.; Klose, J. (Hrsg.) (2002): Qualität in der Pflege. Betreuung und Versorgung von pflegebedürftigen alten Menschen in der stationären und ambulanten Altenhilfe. Stuttgart: Schattauer.

Juchli, L. (1983): Krankenpflege. Praxis und Theorie der Gesundheitsförderung und Pflege Kranker. 4. Auflage. Stuttgart: Thieme.

Keitel, P.; Loffing, C. (Hrsg.) (2007): Handlungsorientierte Pflegedokumentation. Wissen, worauf es ankommt. Reihe PflegeManagement kompakt. Stuttgart: Kohlhammer.

Kitwood, T. (2000): Demenz. Der person-zentrierte Ansatz im Umgang mit verwirrten Menschen. Bern: Verlag Hans Huber.

Klie, T.; Stascheit, U. (Hrsg.) (2000): Gesetze für Pflegeberufe. Gesetze, Verordnungen, Richtlinien. Baden-Baden: Nomos.

Klingholz, R. (2004): Aufbruch in ein anderes Land. Geburtenrückgang, Überalterung, Zuwanderung: Die demografischen Veränderungen werden die Gesellschaft von Grund auf und nachhaltig verändern. Geo, 5, 89–94.

Knaus, K.-J. (2005): Zur Situation von Altenheimen in Deutschland. Materialien, Insiderperspektiven, Aufgaben für die Supervision. In: Petzold, H. G.; Müller, L. (Hrsg.): Supervision in der Altenarbeit, Pflege und Gerontotherapie. Brisante Themen, Konzepte, Praxis. Integrative Perspektiven. Sonderausgabe der Zeitschrift «Integrative Therapie». Junfermann: Paderborn.

Kopp, R.; Vonesch, L. (2003): Die Methodik der Kollegialen Fallberatung. In: Franz, H.-W.; Kopp, R. (2003): Kollegiale Fallberatung. State of the Art und organisationale Praxis. Bergisch Gladbach: Edition Humanistische Psychologie.

Kremer-Preiß, U.; Narten, R. (2004): Leben und Wohnen im Alter. Struktur des Angebotes und Aspekte der Leistungsqualität – Pilotstudie: Studie im Rahmen des Projekts «Leben und Wohnen im Alter» der Bertelsmann Stiftung und des Kuratoriums Deutsche Altershilfe. Köln: KDA.

Kriesten, U.; Wolf, H.-P. (2002): Übungshandbuch zur Pflegeplanung in der Altenpflege anhand von Fallbeispielen. 5. Auflage. Hannover: Schlütersche.

Krohwinkel, M (1993). Der Pflegeprozess am Beispiel von Apoplexiekranken: Eine Studie zur Erfassung und Entwicklung ganzheitlich-rehabilitierender Prozesspflege. Im Auftr. des Bundesministeriums für Gesundheit. Baden-Baden: Nomos.

Krohwinkel, M.; Grieshaber, U. (1993): Pflege braucht Pflegemodelle. FORUM-Interview mit Monika Krohwinkel. Forum Sozialstation, Sonderausgabe 1.

Krohwinkel, M. (1998): Fördernde Prozesspflege – Konzepte, Verfahren und Erkenntnisse. In: Osterbrink, J. (Hrsg.): Erster internationaler Pflegetheorienkongress Nürnberg. Bern: Verlag Hans Huber.

Krohwinkel, M. (2007): Rehabilitierende Prozesspflege am Beispiel von Apoplexiekranken. Fördernde Prozesspflege als System. 2. Auflage. Bern: Verlag Hans Huber.

Kuratorium Deutsche Altershilfe (KDA) (Hrsg.) (2000): Familiäre Kontakte und die Einbeziehung von Angehörigen in die Betreuung und Pflege in Einrichtungen. Studie im Rahmen des Forschungsverbundes «Möglichkeiten und Grenzen selbständiger Lebensführung in Einrichtungen» vom Institut für Sozialforschung und Gesellschaftspolitik e. V., Köln: KDA.

Kuratorium Deutsche Altershilfe e. V. (KDA) (2003): Kleine Datensammlung Altenhilfe. Zusammenstellung und Bearbeitung: Anne Kleiber. Köln: KDA.

Kuratorium Deutsche Altershilfe (2009): Wie wollen wir künftig leben? Lösungsansätze und Beispiele für Wohnformen älterer Menschen. Dokumentation der Fachtagung vom 10. November 2008 in Bonn. Köln: KDA.

Lippische Landes-Zeitung Nr. 293 (18. Dezember 2002): Im Alter in die WG. Wohnbau Lemgo und Freie Altenhilfe realisieren Projekt am Spiegelberg.

Loffing, C. (2003): Coaching in der Pflege. Bern: Verlag Hans Huber.

Löser, A. P. (2003): Pflegekonzepte nach Monika Krohwinkel. Pflegekonzepte in der stationären Altenpflege erstellen: schnell, leicht und sicher. Pflegekolleg. Hannover: Schlütersche.

Luhmann, N. (1984): Soziale Systeme. Grundriss einer allgemeinen Theorie. Frankfurt am Main: Suhrkamp.

Luhmann, N.; Baecker, D. (2006): Einführung in die Systemtheorie. 3. Auflage. Heidelberg: Carl-Auer-Systeme-Verlag.

Medizinischer Dienst der Spitzenverbände der Krankenkassen e. V. (MDS) (Hrsg.) (2005a): Grundlagen der MDK-Qualitätsprüfungen in der stationären Pflege vom 10. November 2005. Essen: MDS.

Medizinischer Dienst der Spitzenverbände der Krankenkassen e. V. (MDS) (Hrsg.) (2005b): Grundsatzstellungnahme Pflegeprozess und Dokumentation. Essen: MDS.

Medizinischer Dienst der Spitzenverbände der Krankenkassen e. V. (MDS) (2006): Richtlinien der Spitzenverbände der Pflegekassen zur Begutachtung von Pflegebedürftigkeit nach dem XI. Buch des Sozialgesetzbuches, vom 11. Mai 2006. Essen: MDS.

Meleis, A. I. (1999): Pflegetheorie. Gegenstand, Entwicklung und Perspektiven des theoretischen Denkens in der Pflege. Bern: Verlag Hans Huber.

Migge, B. (2005): Handbuch Coaching und Beratung. Wirkungsvolle Modelle, kommentierte Falldarstellungen, zahlreiche Übungen. Weinheim/Basel: Beltz.

Mischo-Kelling, M.; Wittneben, K. (Hrsg.) (1995): Pflegebildung und Pflegetheorien. München: Urban und Schwarzenberg.

Müller, E. (1998): Grundpflege und Behandlungspflege. Historische Wurzeln eines reformbedürftigen Pflegebegriffs. Pflege und Gesellschaft, 3 (2), 1–6.

Oevermann, U. (1981): Professionalisierung der Pädagogik – Professionalisierbarkeit pädagogischen Handelns. [Unveröffentlichte Transkription eines Vortrages von Prof. Dr. Ulrich Oevermann im SS 1981 im Institut für Sozialpädagogik und Erwachsenenbildung der Freien Universität Berlin.]

Olbrich, E. (1987): Kompetenz im Alter. Zeitschrift für Gerontologie und Geriatrie, 20, 319–330.

Pawletko, K.-W. (2002): Ambulant betreute Wohngemeinschaften für dementiell erkrankte Menschen. Berlin: Bundesministerium für Familie, Senioren, Frauen und Jugend.

Planer, K. (2008): Entscheidungsfindung in Familien zum Heimeinzug eines pflegebedürftigen Angehörigen. Masterarbeit an der Pflegewissenschaftlichen Fakultät an der Philosophisch-Theologischen Hochschule Vallendar. [Unveröffentlicht.]

Pöhlmann, K.; Hofer, J. (1997): Ältere Menschen mit Hilfe- und Pflegebedarf: Instrumentelle Unterstützung durch Hauptpflegepersonen und professionelle Hilfsdienste. Zeitschrift für Gerontologie und Geriatrie, 30 (5), 381–388.

Präsident des Landtags Nordrhein-Westfalen (2005): Situation und Zukunft der Pflege in NRW. Bericht der Enquête-Kommission des Landtags Nordrhein-Westfalen. Düsseldorf: Landtag NRW.

Price, B. (2003): Problem- und forschungsorientiertes Lernen. Praxishandbuch für Lernende und Lernbegleiter in der Pflege. Bern: Verlag Hans Huber.

Reggentin, H.; Dettbarn-Reggentin, J. (2006): Demenzkranke in Wohngruppen betreuen und fördern. Ein Praxisleitfaden. Stuttgart: Kohlhammer.

Rimmasch, T. (2003): Kollegiale Fallberatung – Was ist das eigentlich? Grundlagen, Herkunft, Einsatzmöglichkeiten des Verfahrens. In: Franz, H.-W.; Kopp, R. (2003): Kollegiale Fallberatung. State of the Art und organisationale Praxis. Bergisch Gladbach: Edition Humanistische Psychologie.

Risse, T. (2006): Wohngemeinschaften für Menschen mit Demenz. Konzepte – Finanzierung – Betreuung – Praxisbeispiele. Merching: Forum Gesundheitsmedien.

Robert Bosch Stiftung (Hrsg.) (2000): Pflege neu denken. Zur Zukunft der Pflegeausbildung. Stuttgart: Schattauer.

Rösen, E.-E. (2007): Dokumentation in der Altenpflege. München: Urban & Fischer.

Roth, G. (2007): Qualitätsprobleme in der Altenpflege: Versuch einer soziologischen Aufklärung. PrInternet, 9 (1), 42–51.

Schaeffer, D.; Meleis, A.; Moers, M.; Steppe, H. (Hrsg.) (1997): Pflegetheorien: Beispiele aus den USA. Bern: Verlag Hans Huber.

Schäffler, A.; Menche, N.; Bazlen, U.; Kommerell, T. (Hrsg.) (2000): Pflege heute. Lehrbuch und Atlas für Pflegeberufe. München: Urban & Fischer.

Schlottbohm, B. (2000): Die vier Zieldimensionen nach dem Modell des systemischen Gleichgewichts von Marie-Luise Friedemann – dargestellt an einem Fallbeispiel aus der ambulanten Pflege. Unterricht Pflege, 4, 22–23.

Schneekloth, U.; Wahl, H.-W.; Engels, D. (2009): Pflegebedarf und Versorgungssituation bei älteren Menschen in Heimen. Demenz, Angehörige und Freiwillige, Beispiele für «Good Practice». Forschungsprojekt «Möglichkeiten und Grenzen einer selbstständigen Lebensführung in Einrichtungen» IV. Stuttgart: Kohlhammer.

Schnepp, W. (Hrsg.) (2002): Angehörige pflegen. Bern: Verlag Hans Huber.

Schöniger, U.; Zegelin-Abt, A. (1998): Hat der Pflegeprozeß ausgedient? Wird es Zeit für den Prozeß der Pflege? Die Schwester/Der Pfleger, 37 (4), 305–310.

Schrems, B. (2003): Der Prozess des Diagnostizierens in der Pflege. Wien: Facultas.

Schreyögg, A. (1992): Supervision. Ein integratives Modell. Lehrbuch zu Theorie und Praxis. Paderborn: Junfermann.

Schülein, J.A.; Brunner, K.-M. (1994): Soziologische Theorien. Eine Einführung für Amateure. Wien: Springer.

Schulz-Nieswand, F. (2004): Zur Zukunft der gesundheitlichen Versorgung von alten Menschen. Sozialer Fortschritt, 53 (11/12), 310–319.

Schwerdt, R. (1998): Eine Ethik für die Altenpflege. Bern: Verlag Hans Huber.

Simon, F.B. (2006): Einführung in Systemtheorie und Konstruktivismus. 2. Auflage. Heidelberg: Carl-Auer-Verlag.

Staehle, W.H. (1994): Management. 7., überarbeitete Auflage. München: Verlag Franz Vahlen.

Statistische Ämter des Bundes und der Länder (2008): Demografischer Wandel in Deutschland. Heft 2: Auswirkungen auf Krankenhausbehandlungen und Pflegebedürftige im Bund und in den Ländern. Wiesbaden: Statistisches Bundesamt.

Statistisches Bundesamt (2007): Pflegestatistik 2007. Pflege im Rahmen der Pflegeversicherung. 4. Bericht: Ländervergleich – Pflegeheime. Wiesbaden: Statistisches Bundesamt.

Stefan, H.; Eberl, J.; Schalek, K.; Streif, H.; Pointner, H. (2006): Praxishandbuch Pflegeprozess. Lernen – Verstehen – Anwenden. Wien: Springer.

Tietze, T.-O. (2003): Kollegiale Beratung. Problemlösungen gemeinsam entwickeln. Reinbek: Rowohlt.

Urlaub, K.-H., Kremer-Preiß, U., Engels, D. (2000): Familiäre Kontakte und die Einbeziehung von Angehörigen in die Betreuung und Pflege in Einrichtungen. In: Kuratorium Deutsche Altershilfe (Hrsg.): Familiäre Kontakte und die Einbeziehung von Angehörigen in die Betreuung und Pflege in Einrichtungen. [=Thema 162.] Köln: KDA.

Vereinigung der Träger der vollstationären Pflegeeinrichtungen auf Bundesebene; Bundesarbeitsgemeinschaft der überörtlichen Träger der Sozialhilfe, Karlsruhe; Bundesvereinigung der kommunalen Spitzenverbände, Köln; Spitzenverbände der Pflegekassen: Gemeinsame Grundsätze und Maßstäbe zur Qualität und Qualitätssicherung einschl. des Verfahrens zur Durchführung von Qualitätsprüfungen nach § 80 SGB XI in vollstationären Pflegeeinrichtungen vom 07. Juni 1996.

Weidner, F. (1999): Was bedeutet Professionalisierung für die Pflegeberufe? Annäherungen an einen strapazierten Begriff. In: Sauter, D.; Richter, D. (Hrsg.): Experten für den Alltag. Psychiatrie-Verlag: Bonn.

Weidner, F. (2003): Professionelle Pflegepraxis und Gesundheitsförderung. Eine empirische Untersuchung über Voraussetzungen und Perspektiven des beruflichen Handelns in der Krankenpflege. Frankfurt: Mabuse.

Weltgesundheitsorganisation (2000): Erklärung von München – Pflegende und Hebammen – ein Plus für Gesundheit. Zweite WHO-Ministerkonferenz Pflege- und Hebammenwesen, München, Deutschland, 15.–17. Juni 2000 Online verfügbar unter: http://www.euro.who.int/AboutWHO/Policy/20010828_4?language=German vom 28. Juni 2009 (zuletzt eingesehen am 8. September 2009).

Weyerer, S.; Schäufele, M.; Hendlmeier, I. (2005): Lebens- und Betreuungsqualität demenzkranker Menschen in der besonderen stationären Betreuung in Hamburg: Segregative und teilsegregative Versorgung im Vergleich. In: Pflege & Gesellschaft, 10 (2), 90–96.

Weyerer, S.; Schäufele, M.; Hendlmeier, I.; Kofahl, C.; Sattel, H. (2006): Demenzkranke Menschen in Pflegeeinrichtungen. Besondere und traditionelle Versorgung im Vergleich. Kohlhammer: Stuttgart.

Woog, P. (Hrsg.) (1998): Chronisch Kranke pflegen. Das Corbin-Strauss-Pflegemodell. Wiesbaden: Ullstein.

Wright, L. M.; Leahey, M. (2009): Familienzentrierte Pflege. Assessment und familienbezogene Interventionen. Bern: Verlag Hans Huber.

Anhang:
Leere Formulare
als (Kopier-) Vorlagen

Stammblatt   **Blatt 1**

Name

Vorname

Bisherige Anschrift

Geb. am

Geb. in

Fam.-Stand

Konfession

Beruf (auch ehem.)

kulturel. Zugehörigkeit

Sprachen

Krankenkasse/Pflegekasse

Vers. Nr.

Weitere Kostenträger

Bezugspersonen
(Name, Anschrift, Telefon)

Hausarzt

Tel.

Fax

Weitere Ärzte

Medizinische Diagnosen
(mit Aktualisierungen)

Allergien

Wichtige Informationen/
Verfügungen wie:
medizinische: Herzschrittmacher, künstliche Ernährung, Reanimation
soziale: Vollmachten, Bestattungswünsche, Patienten-
testament

Gerichtliche Anordnungen

Betreuer/in

Aufgabenbereiche

Vermögenssorge ○

Gesundheitssorge ○

Aufenthaltsbestimmung ○

alle mit d. Umzug
verbundenen Regelungen ○

Fixierung

Grund

Mit Einwilligung d. Bew. ○
d. Betreuer/in ○

Datum

Unterschrift

Mit Entscheidung d. Gerichts/Datum

Andere Dienste (Krankengymnastik, Ergotherapie,
Fußpflege etc.)

Religiöse Ansprechpartner

Finanzielle Angelegenheiten

In Eigenverantwortung   ja ○   nein ○

Betrag z. per. Verfüg.   ja ○   nein ○

Rezeptgebühr befreit   ja ○   nein ○

Fahrtkosten befreit   ja ○   nein ○

Einzug in die Hausgemeinschaft

von _____ bis _____

Abbildung A.1

Medikamente   Name:

Datum	Arzt	Nr.	Medikament	Mo	Mi	Ab	Na	Ende Datum	Arzt

Unverträglichkeiten/Allergien

Die mit Textmarker markierten Medikamente sind abgesetzt

Abbildung A.2

Blatt 2

Bedarfsmedikation

Datum	Arzt	Bedarfssituation	Medikament	genaue Dosis	max. in 24 h	Ende Datum	Arzt

Injektionen

Datum	Arzt	Medikament	Dosis/Verabr.	Ende Datum	Arzt

Infusionen

Datum	Arzt	Medikament	Dosis/Verabr.	Ende Datum	Arzt

Informationssammlung und Klassifikation der systemischen Prozesse
Name:

Blatt 3

1. Erhebungszeitpunkt	2. Erhebungszeitpunkt	3. Erhebungszeitpunkt
1. Welche Fähigkeiten/Gewohnheiten und/oder Probleme haben Sie im Bereich der Kommunikation [Sprechen, Hören, Sehen, Mimik, Gestik, Schreiben, Lesen]		
Fähigkeiten/Gewohnheiten aus der Sicht d.Bewohners/in (B)/ d. Bezugsperson (Bp)		
Aktuelle Problembeschreibung aus der Sicht d. Bewohners/in(B)/ d. Bezugsperson (Bp)		

oder Probleme haben Sie im Bereich der Orientierung, Gedächtnis, Konzentration?														
Fähigkeiten/Gewohnheiten aus der Sicht d.Bewohners/in (B)/ d. Bezugsperson (Bp)														
Aktuelle Problembeschreibung aus der Sicht d. Bewohners/in(B)/ d. Bezugsperson (Bp)														

Abbildung A.3

Informationssammlung und Klassifikation der systemischen Prozesse
Name:

1. Erhebungszeitpunkt	2. Erhebungszeitpunkt	3. Erhebungszeitpunkt
Aktuelle Problembeschreibung aus der Sicht der Pflegefachkraft (unter Berücksichtigung der Angaben d. Bew./Bezugsperson)		
3. Welche Fähigkeiten/Gewohnheiten und/ oder Probleme haben Sie in den Bereichen Herz-Kreislauf, Atmung, Stoffwechsel. Benutzen Sie Hilfsmittel?		
Fähigkeiten/Gewohnheiten aus der Sicht d.Bewohners/in (B)/ d. Bezugsperson (Bp)		

aus der Sicht d. Bewohners/in(B)/ d. Bezugsperson (Bp)								Aktuelle Problembeschreibung aus der Sicht der Pflegefachkraft (unter Berück-sichtigung der Angaben d. Bew./Bezugsperson)							

Abbildung A.4

Informationssammlung und Klassifikation der systemischen Prozesse

Name:

Blatt 5

1. Erhebungszeitpunkt	2. Erhebungszeitpunkt
4. Soziogramm	

1. Welche Personen stehen Ihnen so nah, dass Sie sie zu Ihrer Familie zählen?
2. Zu wem haben Sie besonders enge Bindungen? Auf wen können Sie sich verlassen? [Personen mit 2. kennzeichnen]
3. Um welche Art von Beziehungen handelt es sich? Was verbindet Sie? [zu den Personen schreiben]
4. Gibt es Menschen, denen Sie gerne näher wären? [Personen mit 4. kennzeichnen]
5. Gibt es Menschen, mit denen Sie nicht so gut zurecht kommen? [Personen mit 5. kennzeichnen]

Abbildung A.5

Informationssammlung und Klassifikation der systemischen Prozesse
Name:

Blatt 6

1. Erhebungszeitpunkt	2. Erhebungszeitpunkt	3. Erhebungszeitpunkt
5. Wie beschreiben Sie Ihre Aufgaben, die Sie in der Familie übernehmen? (unter Berücksichtigung der Angaben d. Bew./Bezugsperson)		
6. Wie und durch wen werden in Ihrer Familie Entscheidungen getroffen? (unter Berücksichtigung der Angaben d. Bew./Bezugsperson)		

[unter Berücksichtigung der Angaben d. Bew./Bezugsperson)										8. Welche Bedeutung hat die Situation der Pflegebedürftigkeit für Sie?								

Abbildung A.6

Informationssammlung und Klassifikation der systemischen Prozesse
Name:

Blatt 7

1. Erhebungszeitpunkt	2. Erhebungszeitpunkt	3. Erhebungszeitpunkt
Welche Bedeutung hat die Pflegebedürftigkeit für die Bezugspersonen?		
9. Wie haben Sie bislang gewohnt? (Wohnung, Haus, Anzahl der Personen im Haushalt, usw.)		

11. Haben Sie Schmerzen?
Wie gehen Sie damit um?
(unter Berücksichtigung der Angaben
d. Bew./Bezugsperson)

rhythmus aus?

Abbildung A.7

Informationssammlung und Klassifikation der systemischen Prozesse
Name:

Blatt 8

1. Erhebungszeitpunkt	2. Erhebungszeitpunkt	3. Erhebungszeitpunkt
12. Mobilität (im Bett, innerhalb und außerhalb der Wohngemeinschaft, Lagerung)		
Fähigkeiten/Gewohnheiten aus der Sicht d.Bewohners/in (B)/ d. Bezugsperson (Bp)		
Aktuelle Problembeschreibung aus der Sicht d. Bewohners/in(B)/ d. Bezugsperson (Bp)		

...Maßnahmen/Probleme/Lösung aus der Sicht der Pflegefachkraft (unter Berücksichtigung der Angaben d. Bew./Bezugsperson)										Eingesetzte Hilfsmittel (z. B. Prothesen)									

Abbildung A.8

Informationssammlung und Klassifikation der systemischen Prozesse
Name:

Blatt 9

1. Erhebungszeitpunkt	2. Erhebungszeitpunkt	3. Erhebungszeitpunkt
13. Essen und Trinken		
Ernährungszustand		
Kostform/Diät		
Fähigkeiten/Gewohnheiten aus der Sicht d. Bewohners/in (B)/ d. Bezugsperson (Bp)		
Abneigungen d. Bewohners/in		

aus der Sicht d. Bewohners/in(B)/ d. Bezugsperson (Bp)

Aktuelle Problembeschreibung aus der Sicht der Pflegefachkraft (unter Berücksichtigung der Angaben d. Bew./Bezugsperson)

Eingesetzte Hilfsmittel/Besonderheiten (z. B. Sonden, Zahnprothesen)

Abbildung A.9

Informationssammlung und Klassifikation der systemischen Prozesse
Name:

1. Erhebungszeitpunkt	2. Erhebungszeitpunkt	3. Erhebungszeitpunkt
14. Körperpflege und Kleidung		
Fähigkeiten/Gewohnheiten aus der Sicht d.Bewohners/in (B)/ d. Bezugsperson (Bp)		
Aktuelle Problembeschreibung aus der Sicht d. Bewohners/in(B)/ d. Bezugsperson (Bp)		

aus der Sicht der Pflegefachkraft (unter Berücksichtigung der Angaben d. Bew./Bezugs- person)														
Eingesetze Hilfsmittel/persönliche Pflegemittel														

Abbildung A.10

Informationssammlung und Klassifikation der systemischen Prozesse

Name:

Blatt 11

1. Erhebungszeitpunkt	2. Erhebungszeitpunkt	3. Erhebungszeitpunkt
15. Ausscheidung (Stuhl, Urin)		
Fähigkeiten/Gewohnheiten aus der Sicht d.Bewohners/in (B)/ d. Bezugsperson (Bp)		
Aktuelle Problembeschreibung aus der Sicht d. Bewohners/in(B)/ d. Bezugsperson (Bp)		
Aktuelle Problembeschreibung aus der Sicht der Pflegefachkraft (unter Berücksichtigung der Angaben d. Bew./Bezugsperson)		

(z. B. Inko-Vorlagen, Anus praeter – Versorgungssysteme, Abführmittel)															
Weitere Ausscheidungen (z. B. Sputum)															

Abbildung A.11

Informationssammlung und Klassifikation der systemischen Prozesse

Name:

Blatt 12

1. Erhebungszeitpunkt	2. Erhebungszeitpunkt	3. Erhebungszeitpunkt
16. Was tun Sie gerne in Ihrer freien Zeit? Was macht Ihnen Freude? (unter Berücksichtigung der Angaben d. Bew./Bezugsperson)		
17. Wodurch fühlten Sie sich in Ihrem bisherigen Leben (heraus)gefordert? (unter Berücksichtigung der Angaben d. Bew./Bezugsperson)		

geprägt?
(unter Berücksichtigung der Angaben
d. Bew./Bezugsperson)

Abbildung A.12

Informationssammlung und Klassifikation der systemischen Prozesse

Blatt 13

Name:

1. Erhebungszeitpunkt	2. Erhebungszeitpunkt	3. Erhebungszeitpunkt
19. Gab es schwierige Situationen in Ihrem Leben und wie sind Sie damit umgegangen? (unter Berücksichtigung der Angaben d. Bew./Bezugsperson)		
20. Haben Sie Ziele in Ihrem Leben erreicht, die Sie sich gesetzt haben? (unter Berücksichtigung der Angaben d. Bew./Bezugsperson)		

mit diesen Situationen zurechtzukommen/diese Ziele zu erreichen? (unter Berücksichtigung der Angaben d. Bew./Bezugsperson)															

Abbildung A.13

Informationssammlung und Klassifikation der systemischen Prozesse
Name:

Blatt 14

1. Erhebungszeitpunkt	2. Erhebungszeitpunkt	3. Erhebungszeitpunkt
22. Wie stellen Sie sich Ihre Zukunft vor? (unter Berücksichtigung der Angaben d. Bew./Bezugsperson)		
23. Bereitet Ihnen in Ihrer heutigen Situation etwas Sorgen? (unter Berücksichtigung der Angaben d. Bew./Bezugsperson)		

… Erwartungen haben Sie an unsere Einrichtung?		
Welche Erwartungen haben die Bezugspersonen an die Einrichtung?		

Abbildung A.14

Informationssammlung und Klassifikation der systemischen Prozesse

Hausgemeinschaft St. Magnus   **Name:**

Blatt 15

1. Erhebungszeitpunkt	2. Erhebungszeitpunkt	3. Erhebungszeitpunkt
Zusammenfassende Beschreibung der Pflegeprobleme/Pflegediagnosen (auch zu erwartende Gefährdungen z. B. Isolation, Sturzgefahr, Dekubitus)		

Datum:
Unterschrift:

Datum:
Unterschrift:

Datum:
Unterschrift:

Abbildung A.15

Klassifikation der systemischen Prozesse
Name:

Blatt 16

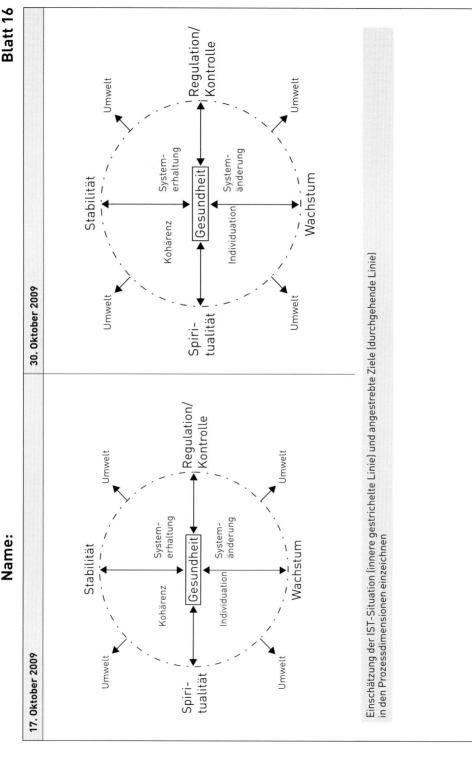

17. Oktober 2009

30. Oktober 2009

Einschätzung der IST-Situation (innere gestrichelte Linie) und angestrebte Ziele (durchgehende Linie) in den Prozessdimensionen einzeichnen

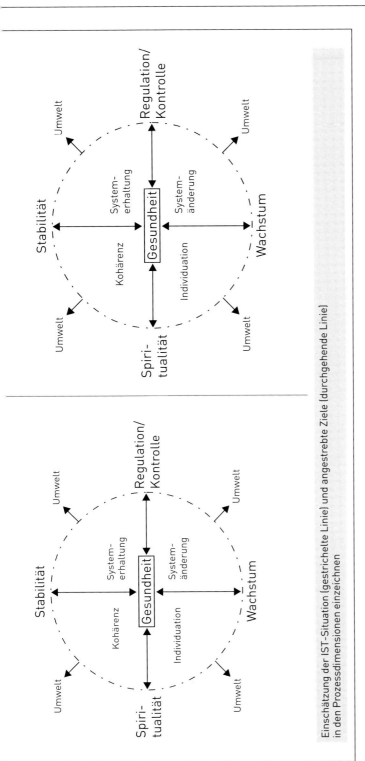

Einschätzung der IST-Situation (gestrichelte Linie) und angestrebte Ziele (durchgehende Linie) in den Prozessdimensionen einzeichnen

Abbildung A.16

Blatt 17

Interventionen
Name:

Datum	Nr.	bewohnerbezogene Maßnahmen (Anleitung, Assistenz, Übernahme, Besonderheiten, Hilfsmittel)	Anl.	Ass.	Übn.	x/24h	Datum F S N	Datum F S N	Datum F S N	Datum F S N	Pflegebeurteilung (aus der Sicht d.Bew./aus der Sicht der Pflegefachkraft)	Datum Hz.
	1											
	2											
	3											
	4											
	5											
	6											
	7											
	8											
	9											
	10											

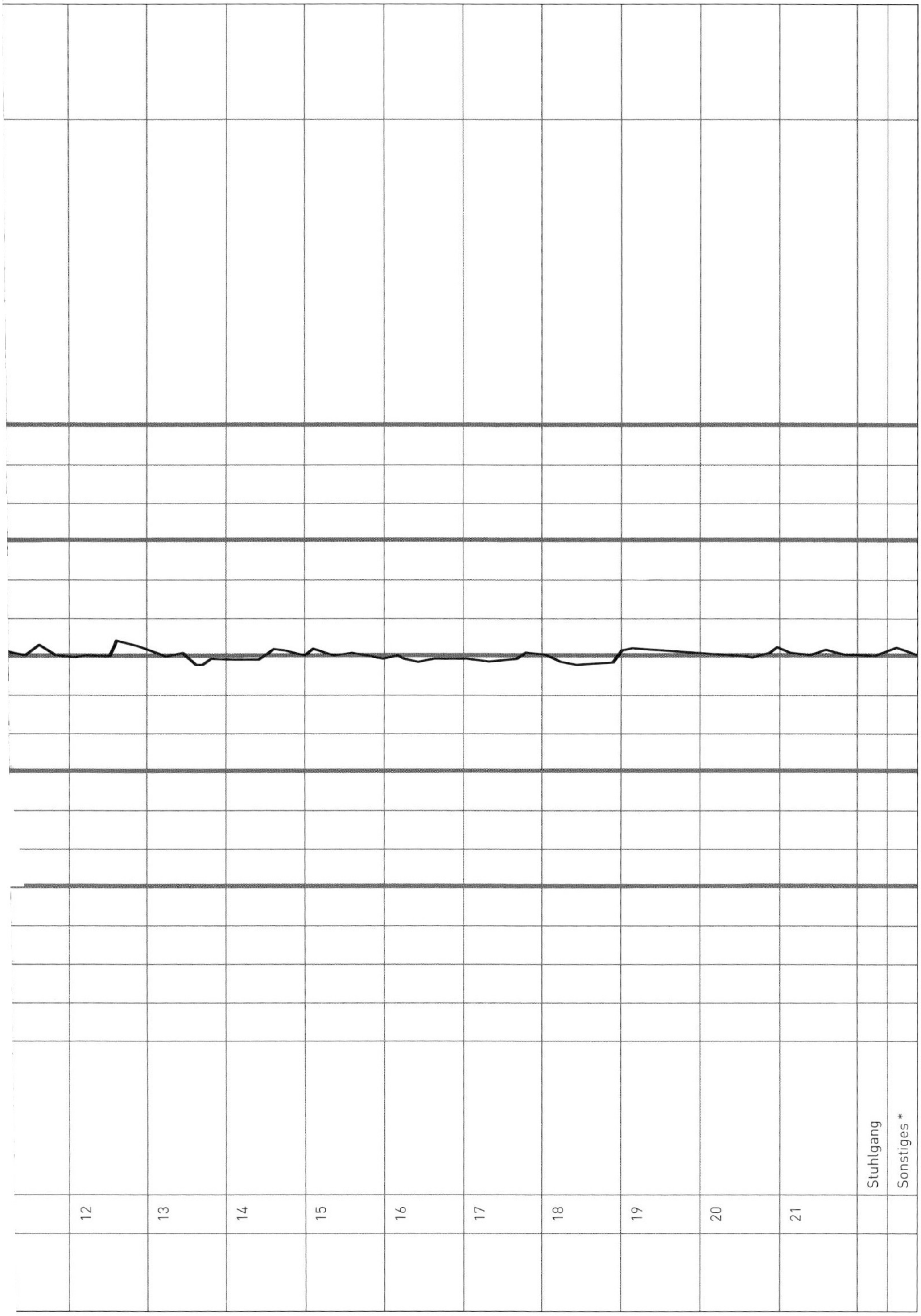

										Stuhlgang	Sonstiges *
12	13	14	15	16	17	18	19	20	21		

Abbildung A.17

Pflegebericht

Name:

Datum	Pflegeverlauf/Begründungen für Maßnahmeveränderungen/aktuelle Probleme

Abbildung A.18

Blatt 18

BZ	RR	Puls	Temp.	Hz.
			Dieses Blatt hat im Original das Format DIN A3	

Die Autorin

Katarina Planer, geb. 1967, lebt in Horn-Bad Meinberg. Sie ist Pflegewissenschaftlerin (MScN), Dipl. Pflegewirtin (FH), Altenpflegerin (RbP) und leitete von 1991 bis 2000 ein Seniorenpflegezentrum. Aufgrund der Erfahrungen mit Angehörigen und der Beschäftigung mit Marie-Luise Friedemanns familien- und umweltbezogener Pflegetheorie absolvierte sie eine Ausbildung zur systemischen Familientherapeutin. Heute ist sie freiberuflich als Dozentin in Fort- und Weiterbildungen für leitende Pflegemitarbeiter tätig und unterstützt Einrichtungen in Prozessen der Organisationsentwicklung.

E-Mail: k.planer@profilberatung.de

Sachwortverzeichnis